Te $\frac{128}{113}$

T. 3559
G.

RÉFUTATION
D'UNE
OPINION NOUVELLE.

On trouve aux mêmes adresses, l'ouvrage suivant, du même Auteur.

De l'Opération *dite* Césarienne, brochure *in*-8.° de 38 pages.

RÉFUTATION

DE

L'OPINION NOUVELLE,

Publiée dans un Mémoire sur les Douleurs de l'Enfantement, et sur la Cause qui détermine cette précieuse fonction,

PAR UN AMATEUR DE L'ART,

En l'an V, ou 1797.

A PARIS, chez OUVRIER, Libraire, rue André-des-Arts, maison Château-vieux, N.° 41.

Par JACQUES-ANDRÉ MILLOT, Accoucheur des ci-devant Prin.ses du Sang, ancien Membre des ci-devant Collége et Académie de Chirurgie, Correspondant de la ci-devant Académie des Sciences, Arts et Belles-Lettres de Dijon.

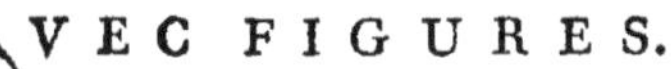

AVEC FIGURES.

Sublatâ causâ, tollitur effectus.

A PARIS,

Chez
- L'AUTEUR, rue du Four-Honoré, N.° 455;
- MIGNERET, Imprimeur, rue Jacob, N.° 1186;
- RICHARD, CAILLE et RAVIER, Libraires, rue Hautefeuille, N.° 11.

AN VIII.

PREMIÈRE PARTIE.

AVANT-PROPOS.

LA SOLUTION DE CE PROBLÊME,

Quelle est la cause qui détermine l'accouchement, donnée par ANTOINE PETIT, médecin de la Faculté de Paris, célèbre professeur d'anatomie et d'accouchemens, dans un mémoire qu'il a publié en 1766, n'avait été contredite par personne, jusqu'à notre amateur qui a été induit en erreur par quelques passages du mémoire même d'ANTOINE PETIT, qui, à la vérité, sont susceptibles d'interprétation, et demandent quelque développement.

ANTOINE PETIT donne la solution de ce problême si long temps indécis, par l'assertion suivante, p. 106 du mémoire précité.

« *La puissance par laquelle la sortie de* » *l'enfant est opérée, et les phénomènes* » *qui accompagnent son action étant dévc-* » *loppés, il n'est plus question que de savoir* » *quelle est la cause qui détermine cette*

» *action. On ne saurait douter que cette*
» *cause ne soit l'irritation que la matrice*
» *souffre lorsque la grossesse est parvenue*
» *à son terme.* »

L'amateur dit qu'il ne peut pas être de l'avis d'Antoine Petit, parce qu'il ne dit pas que l'irritation commence à l'instant où la fibre de la matrice cesse de s'étendre ; ce qui lui laisse croire qu'il se passe quelques jours entre la cessation de l'extension de la fibre de la matrice et son irritation qui doit procurer l'accouchement ; delà il cherche une autre cause déterminante, et croit la trouver dans le vide qui survient dans les membranes qui contiennent les eaux et l'enfant.

Si Antoine Petit ne dit pas dans le paragraphe que nous venons de citer, que l'irritation commence au moment où cesse l'extension des fibres de la matrice, il le dit ailleurs, car telle était son opinion ; je l'ai assez connu pour affirmer ce fait; mais je crois le lui entendre dire, p. 129, dans cette phrase :

« *Enfin, quand le développement des*
» *fibres de la matrice est à sa fin, celui des*
» *fibres du col commence et ne s'inter-*

» *rompt plus, jusqu'au moment de l'accou-*
» *chement qui ne manque jamais d'arriver,*
» *dès que l'alongement forcé ou la distrac-*
» *tion a lieu; parce qu'elle fait naître*
» *l'irritation, et qu'à son tour celle-ci*
» *détermine la contraction.* »

Rien de plus clair et de plus positif pour moi; d'après cela, il ne m'a pas été difficile de concevoir que la fibre musculeuse, une fois parvenue à son dernier période de développement, ne peut plus s'étendre, et qu'alors le fluide (1) qui continue à filtrer et à vouloir s'introduire dans le sac de la génération, éveille la sensibilité de la fibre utérine en la forçant, et la tire par là de l'engourdissement où elle paraissait être; que la sensibilité de cette fibre une fois émue, provoque l'agacement; que cet agacement à son tour produit l'irritation, et que l'irritation soutenue et continuée détermine la contraction; et que la contraction une fois commencée, ne s'arrête que par intervalle, jusqu'à ce que la matrice se soit débarrassée

(1) Ce fluide est celui qui a toujours distendu l'œuf, et qui sans cesse s'est accru aux dépens de la matrice, depuis que l'œuf y est parvenu.

de tout le produit de la conception, et qu'elle soit parvenue à se réduire presque à son volume antérieur à la grossesse.

Que la matrice seule opère cette action, car l'enfant est passif, et que l'irritabilité dont ce viscère est susceptible, fait toute sa *force* et son *énergie* pour cette fonction; que la matrice ne peut opérer cette grande action que par des contractions qui produisent le froncement ou accourcissement de sa fibre longitudinale, et l'expansion ou dilatation de son orifice; que tous ces différens effets sont la suite de son irritation.

Notre amateur concevra facilement tout ce que dit Antoine Petit dans le mémoire dont il est question, s'il veut bien se pénétrer d'une vérité qui existe, quoique personne n'en ait encore parlé. Cette vérité est, *que l'accouchement commence ordinairement à l'insu de la femme qui doit accoucher, et souvent plusieurs jours avant qu'il ne se manifeste par les douleurs* (1).

---

(1) L'observation nous le prouve aussi chez les animaux domestiques; la chienne, la chatte, la vache, la jument, ont aussi un écoulement glaireux qui annonce le commencement de l'opération de la nature, et les

On ne peut déterminer combien de temps la nature emploie à ce commencement. Il doit nécessairement y avoir là-dessus des variétés à l'infini, puisque chez le même individu, la fibre est tantôt plus, tantôt moins disposée à l'irritation; à plus forte raison chez les différens sujets.

Il est constant que la saine nature ne fait rien par bonds et par sauts, et qu'elle n'opère que gradativement; si elle opérait autrement, dans l'accouchement sur-tout, et si le travail d'enfantement ne commençait qu'avec les douleurs, il occasionnerait de grands désordres dans l'économie animale, par une très-prompte révulsion des fluides qui se portent à la matrice pendant la gestation, avec plus d'abondance que dans d'autres temps.

Pour parvenir facilement à persuader notre amateur, pour qui son érudition,

---

gens qui ont un soin habituel de ces animaux, nous annoncent leur *mise-bas* quarante-huit heures avant, et ne s'y trompent guère : il est vrai que chez les animaux, la gestation est plus régulière que chez les humains; mais, malgré cette plus grande régularité, il n'en est pas moins vrai qu'elle varie en plus comme en moins.

le desir de l'accroître encore, et la justice qu'il rend aux ouvrages d'ANTOINE PETIT, me donnent de l'estime; je vais lui présenter mes réflexions, à mesure que son mémoire me fournira l'occasion de réfuter son opinion, et de le faire revenir à celle d'ANTOINE PETIT mon maître.

Pour lui donner une solution satisfaisante, il faut d'abord convenir de la valeur de certains termes; en conséquence, se souvenir, que froncement, accourcissement de la fibre utérine ou de la matrice, sont synonymes à contraction, et que contraction et douleur sont souvent employés l'un pour l'autre; car sans la contraction il n'y aurait pas de douleur : il faut aussi que nous supposions la longueur de la matrice parvenue au dernier point de son développement (1), divisée en différentes parties que nous appellerons degrés.

Notre amateur dit dans son avant-propos, page 4, livre II : « Nos connaissances sont » encore bien bornées sur cette fonction de

---

(1) Ce développement dans une grossesse ordinaire, est de 36 à 39 centimètres, 12 à 15 pouces d'ancienne mesure.

» l'accouchement ; nous ignorons en effet » la cause de l'action qui la commence , et » pourquoi cette action augmente et devient » enfin assez puissante pour la terminer. »

Je crois que les accoucheurs instruits n'ignorent plus la cause de l'action qui commence l'accouchement , et pourquoi cette action augmente et devient assez puissante pour terminer cette fonction. J'espère pouvoir donner d'assez bonnes raisons à notre amateur, pour le faire revenir de son erreur.

Pour que l'accouchement ait lieu, il faut que la matrice expulse de sa cavité l'enfant qui y est contenu et renfermé dans le sac de la génération, lequel est composé de deux membranes, dont l'une extérieure (1) porte le nom de *chorion* , et l'intérieure celui d'*amnios*. Ce sac contient l'enfant et l'eau dans laquelle il baigne. La matrice ne peut opérer cette fonction que par des contractions, qui sont, comme nous venons de le dire, un accourcissement de la fibre longitudinale du corps de ce viscère, opéré par un froncement de cette même fibre, et en

(1) C'est-à-dire celle qui touche immédiatement l'intérieur de la matrice qui lui est collée.

même temps par une expansion ou dilatation de la fibre orbiculaire de son orifice, qui produisent le rappetissement de ce viscère. Tous ces changemens qui surviennent au moment de l'accouchement, sont l'effet de l'irritation des fibres musculeuses utérines, produite par l'alongement forcé de ces mêmes fibres utérines, comme nous le prouverons.

RÉFUTATION
D'UNE OPINION NOUVELLE.

Page 7. PROPOSITION PREMIÈRE.

« *De la cause de l'intervalle qui existe* » *entre les douleurs de l'enfantement,* » *et des effets qui en sont la suite.* »

« L'AMATEUR se plaint ici, ligne 1.re, de » ce que tous les auteurs qui ont écrit sur » l'art des accouchemens, n'ont fait qu'an- » noncer les douleurs inséparables de cette » fonction, en exprimant les différences » qu'elles présentent, suivant les différens » temps du travail. J'ai beau les parcourir, » dit-il; je trouve dans tous, qu'elles sont » très-légères dans le principe, qu'elles se » rapprochent et augmentent dans le milieu, » et que sur la fin du travail elles sont très- » violentes : tout cela est vrai; mais ils ne » nous apprennent pas pourquoi elles sont

» si légères dans le commencement, et si » violentes sur la fin. »

Je vais faire de mon mieux pour satisfaire l'amateur. Les auteurs qui ont écrit sur le mécanisme de l'accouchement, auraient dû admettre quatre temps au lieu de trois pour son exécution, dont le premier, insensible pour la majorité des femmes, par sa lenteur et le peu de sensation douloureuse qu'il occasionne, est, pour ainsi dire, *secret*. Il commence dès le moment où le ventre de la femme grosse se redresse, conséquemment avant l'abaissement dont tous ces auteurs parlent, puisque cet abaissement ne peut être que le résultat des premières contractions, quoiqu'insensibles, ainsi que l'émission plus ou moins abondante de la liqueur lymphatiquo-muqueuse, qui alors a lieu par la vulve.

Dans le commencement du travail d'enfantement, la matrice étant pleine du produit complet de la conception, le froncement de la fibre utérine a bien de la peine à avoir lieu : 1.° parce que l'irritation qui ne commence qu'insensiblement et gradativement, n'est pas encore parvenue à un assez grand degré, ni à toute la longueur de cette fibre : 2.° parce que cette fibre est enlacée par des fibres circulaires et transverses, qui gênent ce froncement ; et c'est ce peu de froncement qui fait que les premières contractions, conséquemment les premières douleurs, sont si courtes et si légères ; mais lorsque ce froncement augmentera, les contractions et les douleurs deviendront plus fortes et plus longues.

C'est le plus grand froncement de la fibre longitudinale, qui fait l'augmentation des douleurs. La preuve de cette assertion existe dans l'énergie que les contractions et douleurs acquièrent à mesure qu'elles engagent une portion des membranes du sac de la génération dans l'orifice de la matrice, et qu'elles occasionnent par là un vide dans la matrice, qui donne à sa fibre plus de facilité pour se froncer et s'accourcir ; et par conséquent plus d'énergie encore aux contractions subséquentes, qui augmentent encore d'intensité après l'écoulement des eaux (1). On sent pourquoi les douleurs deviennent alors plus vives et plus incom-

(1) Cette augmentation, cette intensité dans les contractions et douleurs, s'appellent alors force expulsive de la matrice.

modes; c'est que la dilatation de l'orifice de la matrice est plus grande; c'est que son irritation augmente par la distraction des fibres de cet orifice. Je dirai plus loin, pour ne pas trop me répéter, pourquoi les douleurs deviennent si violentes sur la fin.

Page 7, ligne 16.

Notre amateur examine le mécanisme de l'accouchement par *Levret;* il trouve que cet auteur dit de plus que les autres :

« *Si les corps contenus dans la matrice,*
» *n'opposaient aucune résistance à cet*
» *organe, lors de ses contractions, la femme*
» *accoucherait sans douleurs.* »

Levret aurait dû dire presque sans douleurs, et il aurait pu ajouter une autre vérité, en disant : si l'accouchement pouvait s'opérer sans contractions utérines, la femme accoucherait sans douleurs; car il ne faut pas oublier que c'est la contraction qui occasionne la douleur, et non la douleur qui occasionne la contraction; puisque souvent l'accoucheur attentif annonce la douleur quelques secondes avant qu'elle ne se fasse sentir.

La femme accouchée et délivrée éprouve

encore pendant plusieurs jours des douleurs à chaque contraction ; il est évident que ces douleurs, occasionnées par les contractions, ont une autre cause que la résistance des corps contenus dans la matrice, puisque ce viscère est alors en pleine vacuité. Je crois que cette cause agit avant et après les corps contenus (1). Aussi cette cause ne donne-t-elle pas aux douleurs la même étendue, la même force, que les corps contenus; car les contractions, ou douleurs, après la délivrance, sont ordinairement très-légères, comme celles du commencement de l'accouchement.

Il faut aussi observer que les premières douleurs ne proviennent pas de la résistance des corps contenus, mais bien des contenans; car l'orifice de la matrice oppose quelquefois une longue résistance aux contractions de son corps, et aux contenus même. N'est-il pas aussi raisonnable de croire que les contenans résistent au contenu, comme le contenu résiste aux contenans?

Page 8, ligne 22, notre amateur dit:

« Cependant les douleurs de l'enfantement

---

(1) Il faut que le lecteur attende encore; je développerai cette cause plus loin.

» forment la partie la plus essentielle du » mécanisme de cette grande opération ; » elles présentent un problême difficile, mais » non impossible à résoudre. Nous ignorons, » en effet, pourquoi elles sont séparées les » unes des autres ; pourquoi elles se rap- » prochent et deviennent plus vives ; pour- » quoi, enfin, elles sont si accélérées et si » violentes, lorsque l'accouchement est prêt » à finir. »

Si je lui disais qu'il est de l'essence de la fibre utérine, comme de toute autre fibre musculeuse, de se reposer à chaque contraction, quelle qu'elle soit, et que celle-ci ne peut opérer son froncement, son accourcissement, qu'après un repos marqué et que gradativement, à moins qu'il ne lui arrive subitement une grande cause d'irritation ; ce serait peut-être ne rien dire de satisfaisant à un amateur qui veut connaître le principe de toute chose : mais cependant je le prie d'observer que *l'intervalle qui existe entre les douleurs de l'enfantement, n'a pas d'autre cause que la cessation de la contraction.*

La nature veut ici que l'effet cesse sitôt que la cause n'existe plus, *et vice versâ ;* lorsque la cause, c'est-à-dire le froncement, la contraction pourra avoir lieu, la douleur se fera sentir, et deviendra plus sensible et plus longue, en raison de l'augmentation de la contraction.

Dire pourquoi la contraction cesse, me paraît le point de la difficulté, si on ne veut pas convenir qu'elle tient à l'essence de la fibre utérine ; car, dire que la contraction cesse par la résistance qu'elle trouve dans le contenu, c'est dire une chose contraire à l'expérience journalière, puisque les contractions ou douleurs prennent de la force et de l'énergie en raison de l'obstacle qui s'oppose au raccourcissement de la fibre utérine, que depuis l'écoulement des eaux, jusqu'à la fin du travail, l'intervalle se rapproche et devient plus court, parce qu'alors les corps contenus font une résistance réelle, et qu'enfin, dans la vacuité complète de la matrice, l'intervalle entre les contractions ou douleurs existe encore.

Le fait est que le calme et l'intervalle tranquille qui se fait remarquer entre les douleurs de l'enfantement, n'a pas d'autre cause que la cessation de la contraction utérine, et que la cessation de ce calme n'a pas d'autre cause que le retour de la contraction : on verra plus loin pourquoi cette contraction cesse et reprend.

Je crois pouvoir satisfaire notre amateur sur l'augmentation successive des douleurs, lorsque le travail avance.

Il faut nous rappeler que c'est la contraction de la matrice qui produit la douleur; conséquemment, c'est la plus ou moins longue contraction qui occasionne la plus ou moins longue douleur ; c'est la plus ou moins grande énergie de la contraction qui rend la douleur plus ou moins vive. Tant que la matrice reste pleine, la fibre parvient à peine à se froncer, ce qui fait que la douleur cesse presqu'aussitôt qu'elle commence, comme je l'ai déja dit : mais ces légères contractions multipliées étendent et achèvent de développer l'orifice de la matrice ; cette extension, ce développement font un peu baisser le sac de la génération, et donnent un peu plus d'étendue au froncement de la fibre longitudinale, et successivement ils parviennent à commencer la dilatation de l'orifice : cette dilatation, toute faible qu'elle est dans son commencement, ne laisse pas que d'être douloureuse et d'opérer un peu de vide dans la matrice, et conséquemment

quemment donne à la fibre plus de prise pour se froncer encore.

Le froncement ou accourcissement pouvant s'opérer comme deux, rend la douleur plus longue et plus vive que lorsqu'il était au premier degré, parce qu'en même temps il appuie comme deux le fardeau de la grossesse sur l'orifice de la matrice qui est musculeux, et qui conséquemment ne peut s'étendre, se dilater, sans occasionner douleur. Le moment d'après, le froncement pouvant aller jusqu'au troisième degré, appuie aussi comme trois le fardeau de la grossesse, et successivement.

Si l'orifice prête à chaque contraction, la dilatation fait un progrès rapide ; mais si l'orifice résiste, le progrès n'a pas lieu, malgré la multiplicité des douleurs. Souvent le corps de la matrice ne se contracte pas de bas en haut ou de haut en bas, car il n'y a pas toujours contraction expulsive à chaque douleur ; si cela était, l'accouchement naturel ne serait jamais bien long. Il y a souvent des contractions qui tendent à rapprocher les parois de la matrice les unes des autres : tant que ces contractions existent, la résistance dure ; mais sitôt qu'elles changent, l'orifice cède jusqu'à ce qu'enfin il s'opère dans la matrice, par l'écoulement des eaux, un plus grand vide qui donne prise à une contraction qui puisse porter la dilatation jusqu'au quatrième degré, et ainsi gradativement, jusqu'à ce que les contractions aient opéré la dilatation complette de l'orifice.

Les douleurs que les contractions utérines font naître après l'écoulement des eaux, ne deviennent si fortes et si sensibles, que parce qu'il s'y joint une douleur de compression sur les parties molles qui tapissent l'intérieur du bassin, et que nous pouvons appeler douleur secondaire (1); parce que le corps qui se présente alors, produit une compression bien différente de celle qu'occasionnait le sac de la génération : voilà les causes de l'augmentation progressive des douleurs; je dirai plus loin pourquoi elles sont si violentes à la fin.

Page 9, lig. 30, notre amateur dit :

PETIT s'exprime de la manière qui suit, *page* 73.

---

(1) C'est cette douleur secondaire qui force la femme à s'épreindre.

« *Lorsqu'au commencement du travail,*
» *la matrice essaye ses forces, et prélude,*
» *pour ainsi dire, par des efforts légers et*
» *de courte durée, on voit bien que sa*
» *cavité se trouvant exactement pleine, ce*
» *qu'elle contient doit résister également de*
» *tous côtés, excepté vers le vagin; or*
» *cette résistance arrête en quelque sorte*
» *le coup et le suspend, ce qui fait que*
» *l'effort est de courte durée; la douleur*
» *que l'effort produit, est petite et passe*
» *vîte.* »

J'avoue de bonne foi que je n'entends pas ce que Petit veut dire, quand il dit que « quand la matrice est pleine, ce qu'elle » contient doit résister également de tous » côtés, excepté vers le vagin. »

Si je ne me trompe, tant que la matrice est encore pleine, c'est elle qui résiste à elle-même de tout côté, excepté du côté de son orifice qui répond au vagin, où elle résiste moins et moins long-temps. C'est cet orifice qui résiste aux contractions de son corps; car la résistance des corps contenus est encore nulle dans ce moment. Notre amateur a été induit en erreur par ce paragraphe, et en conséquence il dit :

« Voilà le principe ; la conséquence, j'ose » le dire, saute aux yeux. Il est évident en » effet, que si la résistance des corps con» tenus dans la matrice, arrête et suspend » le coup, ou, si on l'aime mieux, le premier » effort, elle est réellement la cause de l'in» tervalle plus ou moins long qui se mar» quera entre le premier effort et le second, » de même que dans tous ceux qui leur » succèderont ; et il en résulte encore que, » tant que la résistance sera entière et pourra » agir également de tous les côtés, les efforts » seront de courte durée, et la douleur con» tinuera d'être petite, de passer vîte, et ne » produira aucun effet sensible. »

J'observe à notre amateur, 1.° que si l'intervalle des douleurs provenait de la résistance que les contractions éprouvent par les corps contenus dans la matrice, il ne devrait plus y avoir d'intervalle lorsque la matrice est en pleine vacuité ; et c'est cependant alors que les intervalles sont le plus marqués, puisqu'il se passe des quarts-d'heures, des demi-heures, puis des heures, et successivement plusieurs heures entre les contractions, et conséquemment sans douleurs.

L'expérience journalière nous démontre

le contraire de l'assertion de l'amateur; les tranchées que les femmes éprouvent pendant plusieurs jours après qu'elles sont accouchées et délivrées, ont des intervalles; ces intervalles sont donc dûs à la cessation des contractions, et non à la résistance des corps contenus dans la matrice, puisqu'elle est alors en pleine vacuité.

Si la résistance des corps contenus dans la matrice, était la cause des intervalles qui existent entre les douleurs de l'enfantement, ces intervalles devraient être plus longs quand ces corps opposent une résistance bien réelle aux efforts des contractions, c'est-à-dire après l'écoulement des eaux. Bien loin delà, ils sont plus courts, parce que la matrice s'irrite par l'obstacle qu'ils apportent à son rappetissement, qui est son but principal, et delà naît la fréquence et la véhémence des contractions.

Dès le premier moment que la matrice a cessé de s'étendre, elle tend sans cesse à se rappetisser, et elle y travaille par ses contractions, jusqu'à ce qu'elle soit parvenue à-peu-près au volume qu'elle avait avant son développement; et lorsqu'elle est prête à y parvenir, les douleurs que ses contractions occasionnent, sont presque aussi faibles qu'elles l'étaient au commencement de l'accouchement. 1.° Parce que l'irritation qui était la suite de la distraction des fibres musculeuses, n'existe plus, puisqu'elle a cessé avec la sortie de l'enfant; 2.° parce que le froncement de ses fibres devient de plus en plus court, et qu'il est presque à sa fin; 3.° et aussi parce que les obstacles qu'elles rencontrent et que j'ai promis de développer, ne sont plus les mêmes.

Les dernières contractions de la matrice s'opèrent sans douleurs, comme les premières se sont opérées pendant le temps inconnu du travail de l'accouchement; car la réduction de ce viscère n'est pas encore à son dernier point : lorsque l'accouchée cesse d'avoir des tranchées ou contractions douloureuses, il faut qu'elle se contracte encore pour y parvenir.

J'ai dit que les contractions douloureuses que la femme éprouve après être accouchée et délivrée, ont une autre cause que la présence des corps contenus dans la matrice, puisqu'elle est alors en pleine vacuité, et que cette cause agit avant et après les corps contenus dans la matrice : voici sur quoi je fonde mon opinion.

Nous ne pouvons nous dissimuler que la matrice n'a pu parvenir au point de développement où elle est dans la grossesse à terme, sans une grande extension dans les mailles de ses fibres qui s'enlacent les unes les autres. Ces mailles étendues en tous sens, ont dû, pour se soutenir, admettre dans le tissu cellulaire de leur interstice, un fluide (1) qui est devenu muqueux par son séjour, et qu'il faut que la matrice déplace par l'expression qu'occasionnent ses contractions : où est, après la délivrance, le corps résistant aux contractions, si ce n'est cette humeur lymphatico-muqueuse qui s'est logée dans l'interstice des mailles fibreuses, pendant leur développement qui, en apportant gêne et obstacle au mouvement de ressort, et s'opposant au rappetissement complet des fibres musculeuses après la délivrance, les irritent et les forcent à entrer de nouveau en con-

(1) C'est cette humeur que la femme répand plus abondamment dans le commencement de l'accouchement, que dans la suite, parce qu'alors elle est en plus grande quantité.

traction ? Les douleurs que ces contractions font naître, sont légères à la vérité, parce que l'obstacle est faible.

N'en doutons pas, c'est bien une portion de cette humeur qui empêche que la matrice, après sa vacuité, ne se réduise promptement et en une seule contraction, au volume qu'elle doit reprendre ; et c'est le déplacement successif de cette humeur, opéré par les contractions utérines, qui fait éprouver à l'accouchée les douleurs que nous appelons tranchées, qui ont aussi leurs intervalles, et qui durent tantôt plus, tantôt moins, suivant l'accumulation et la consistance de cette humeur.

Rien n'est plus certain que c'est cette humeur lymphatico-muqueuse qui rend les contractions douloureuses après la délivrance ; et il n'est pas hors de vraisemblance que le temps nécessaire au déplacement de cette humeur, coopère à l'intervalle des douleurs, dans le commencement du travail d'enfantement. Je crois trouver une preuve de mon assertion dans les différens temps de l'accouchement ; car observez bien que l'intervalle des douleurs est ordinairement plus long dans le premier temps (1) que dans le second, parce qu'il y a plus de cette humeur à déplacer, et que l'intervalle est plus court dans les derniers temps que dans le second, parce qu'alors il en reste beaucoup moins.

Rien n'est plus certain aussi que c'est cette humeur qui rend les contractions utérines douloureuses après la délivrance, puisque l'observation nous prouve que les femmes chez qui la fibre utérine est infiltrée, n'ont point ou presque point de tranchées, parce que cette lymphe est alors beaucoup plus fluide, et qu'elle s'échappe plus facilement, quoique plus lentement; parce que, dans ces cas, le mouvement de ressort suffit pour la déplacer; observez bien aussi que les contractions qui réduisent la matrice à son dernier volume, ne sont plus douloureuses, cette lymphe étant alors entièrement dissipée.

Il faut bien distinguer le temps où les corps contenus dans la matrice, opposent une résistance réelle aux contractions utérines. Dans le commencement des douleurs d'enfantement, la résistance vient entièrement de

(1) Second temps, selon moi.

l'orifice de la matrice, et il faut aussi se persuader que tant que le corps de la matrice ne se contracte pas franchement, son orifice reste serré et contracté. C'est à cela même qu'on reconnaît les douleurs occasionnées par les vraies contractions, d'avec celles qui ne sont que la suite des contractions qui tendent à rapprocher une paroi de l'autre, et que l'on nomme communément fausses douleurs, au lieu de dire fausses contractions.

La résistance des corps contenus dans la matrice, commence ordinairement après l'écoulement des eaux, suivant le temps et la manière dont ces eaux se sont écoulées; mais la résistance qu'offre l'orifice de la matrice dans une partie des accouchemens, même après l'écoulement des eaux, en est l'obstacle principal, et retarde encore la résistance des corps contenus dans la matrice.

Ce n'est qu'après la dilatation complète de l'orifice, que les corps contenus opposent une résistance bien réelle à la marche rapide de l'accouchement; mais cette résistance n'est toujours que secondaire; car, sans la resistance du bassin et des parties extérieures, la résistance du contenu serait vaincue par les premières contractions de la matrice, parce qu'alors elle arrive au suprême degré d'irritation ; ainsi, dans presque toute la durée du travail d'enfantement, les contenans opposent au moins autant de résistance que les contenus.

Page 12, lig. 2, notre amateur nous dit que

« M. PETIT nous fait appercevoir que la » résistance a perdu son intégrité, qu'elle » ne peut plus agir de tous les côtés ; elle a » donc dès-lors perdu une partie de sa » puissance ; elle a donc commencé dès-lors » à s'affaiblir : le passage du premier au » second temps, est donc produit par l'af- » faiblissement de la résistance qui deviendra » de plus en plus sensible, à mesure que par » ce froncement continué, son résultat fera » du progrès. »

Je conviens avec notre amateur que la première résistance qui est celle qu'oppose l'orifice de la matrice, s'affaiblit au prorata de sa dilatation, que les eaux écoulées et la dilatation de l'orifice finie, cette résistance est à sa fin : je lui observe en même temps que le bassin opposera une résistance plus forte que celle qui vient de s'anéantir, et plus forte que celle que le contenu oppose lui-même, sur-tout quand il est en proportion avec son contenant; mais en même temps l'évacuation des eaux donne à la fibre, par le vide qu'elle procure à la matrice, un froncement plus grand, par conséquent des contractions, des douleurs plus fortes et plus énergiques; et qu'alors la résistance du contenu va jouer son rôle, et opérer graduellement encore l'irritation nécessaire pour de plus grandes contractions.

Lorsque les contractions deviendront très-expulsives, la résistance du contenu opérera à son tour compression sur les contenans, et fera naître la douleur secondaire; et lorsque cette augmentation de force est parvenue à engager la tête de l'enfant dans le petit bassin, l'irritation de la matrice est à son dernier degré, par l'augmentation et la continuité de la distraction forcée des fibres de son orifice; d'où je conclus encore que c'est l'irritation de la fibre, et non le vide qui survient dans le sac de la génération, qui produit la contraction.

Page 12, ligne 27, nous lisons dans la page 84 du mémoire de M. Petit :

« *Lorsque les fibres longitudinales ex*

» *obliques se contracteront, elles approche-*
» *cheront le fond de la matrice de son*
» *orifice, et réciproquement cette dernière*
» *partie de la première.* »

De ce qu'Antoine Petit vient de dire là, notre amateur en a mal-à-propos conclu ce qui suit:

» Si l'on considère que ses fibres se sont
» contractées dans le premier temps comme
» elles le font dans le second, sans pouvoir
» produire l'effet dont il est question, parce
» quê l'adhérence des membranes occupait
» alors une trop grande étendue des parois
» de la matrice, il ne sera pas difficile de
» concevoir que lorsqu'elle aura pu s'en
» séparer en partie, lorsque cette séparation
» aura fait du progrès par les efforts plus
» violens du second temps, qui le deviennent
» encore plus par ces progrès, la contraction
» de ses fibres pourra réellement rapprocher
» le fond de la matrice de son orifice, *et*
» *vice versâ.* »

J'observe, 1.° que la fibre ne peut jamais se contracter dans le premier temps comme dans le second, puisque dans le premier, souvent elle ne parvient qu'à un, deux et trois degrés de contraction, tandis que dans le second, elle se contracte jusqu'à quatre, cinq et six degrés; 2.° que l'effet dont il est ici question, a réellement lieu, car les vraies contractions de la matrice ne sont autre chose que le froncement ou accourcissement des fibres longitudinales qui, dans le premier temps et le commencement du second (1), remontent l'orifice de la matrice vers son fond, notamment lorsque la dilatation de cet orifice est parvenue au point de recevoir une grande portion du sac de la génération. Il y a long-temps alors que l'adhérence des membranes dont notre amateur veut ici faire un obstacle, est détruite; d'ailleurs cette adhérence n'est qu'une application intime du sac de la génération, à la paroi interne de la matrice; conséquemment elle ne peut jamais être un obstacle au progrès du travail.

Notre amateur continue, et dit :

« N'en résulte-t-il pas évidemment que la » résistance continue de s'affaiblir, que la » force de ce viscère augmente au contraire? »

J'ai déja accordé que la résistance de la matrice est anéantie, lorsque la dilatation de l'orifice est finie; mais elle fait place à

(1) Selon moi, second et troisième temps.

une autre bien plus forte et bien plus difficile à vaincre, celle du bassin; aussi la nature fournit-elle à la matrice une force bien plus grande par son accourcissement et par l'accroissement de son irritation.

Page 13, ligne 16, « Petit, dit notre » amateur, ajoute un second moyen qui » concourt à produire cet effet, pag. 90.

« *Quand la matrice contractée presse les* » *corps qu'elle renferme, une partie des* » *eaux comprimées se fait jour au travers* » *des pores de cette partie des membranes* » *qui répond à l'orifice; ce qui s'en échappe* » *diminue la masse totale des eaux : cette* » *diminution est encore augmentée par ce* » *qui transude des petits tuyaux qui* » *s'ouvrent à la superficie extérieure de* » *cette portion des membranes qui se trouve* » *collée à la matrice, dans le voisinage de* » *son col, avant le commencement du tra-* » *vail, et qui s'en décollent dès les premières* » *douleurs, par l'effet du froncement des* » *fibres contractées, comme nous l'avons* » *dit.* »

Antoine Petit donne trop de valeur à la transudation des eaux de l'amnios, qui peut s'opérer par la compression que la matrice exerce sur le sac de la génération : cette transudation est d'une si petite conséquence quand elle a lieu, qu'il aurait pu se dispenser d'en parler; car dans le cas où l'orifice de la matrice ne prête pas facilement à la dilatation, rien n'avance, tout reste presque au même état pendant soixante et quelques heures; l'orifice devient chaud, sec, et au lieu de s'amincir, il forme un bourrelet souvent brûlant, ce qui ne devrait pas arriver, et ce qui n'arriverait certainement pas, si la transudation du fluide de l'amnios avait lieu.

Dans ces cas, l'accoucheur instruit fait cesser cet état, ou en faisant baigner la femme, ou en lui faisant tirer un peu de sang, suivant l'état où il la trouve, et souvent il emploie l'un et l'autre moyen. La saignée, si elle a été faite à propos, produit ordinairement un peu de calme, pendant lequel rien ne peut transuder, puisqu'il y a suspension de contractions et de compression sur le sac de la génération. Cependant, peu après ce calme, le débridement de l'orifice a lieu, il s'amincit, et les premières contractions qui reprennent après, dilatent cet orifice qui alors prête gradativement, parce que le

froncement

froncement des fibres longitudinales devient plus étendu à chaque contraction, par le relâchement qu'a produit cette opération ; il en est de même à la suite du bain. Alors les membranes du sac de la génération s'engagent dans la dilatation de l'orifice de la matrice, et l'accouchement prend une marche satisfaisante.

Je veux bien croire un moment avec notre amateur, et parce qu'ANTOINE PETIT l'a dit, à la transudation de la partie la plus fluide des eaux de l'amnios, et qu'elle puisse contribuer pour quelque chose à l'énergie que prend la matrice dans la suite du travail d'enfantement ; mais je le prie de ne pas oublier que, selon lui-même, ce vide n'a pu exister lors de la première contraction ; à plus forte raison n'a-t-il pu l'occasionner, et que c'est cependant cette première contraction qui a déterminé les autres, et tous les phénomènes qui amènent l'accouchement.

Ce qui en a encore imposé à notre amateur, c'est l'écoulement lymphatico-muqueux par la vulve, qu'il croit être produit par la transudation du sac de la génération ; mais cette humeur n'a pu sortir du sac de la génération ; sa consistance le prouve assez ; elle vient au contraire du corps de la matrice par l'expression et le resserrement qu'occasionnent ses contractions réitérées, et par la rupture des canaux lymphatiques qui communiquaient à l'amnios, en lui fournissant le fluide qui l'a distendu sans cesse dès le commencement de la conception. Ce mucus ne sort pas du sac de la génération, mais il s'écoule forcément de la matrice par ses contractions. Ce sont vraisemblablement ces vaisseaux lymphatiques, bien décrits par le traducteur de Haller, dans sa dissertation sur les eaux de l'amnios, qui ont été pris pour les adhérences dont nous parle notre amateur.

Encore une preuve que ce ne peut pas être le vide du sac de la génération, qui soit la la cause déterminante de l'accouchement, comme le prétend notre amateur; c'est le cas où les eaux s'écoulent spontanément, et sans contractions connues. Cette irruption subite et inopinée des eaux, laisse toujours la femme plus ou moins long-temps sans douleurs, conséquemment sans contractions; il y a cependant alors un grand vide dans le sac de la génération et dans la matrice (1). Cette

---

(1) Plus il y a d'eau, plus le calme est long.

irruption subite et inopinée des eaux nous prouve encore la nécessité d'admettre un temps secret à l'accouchement, puisque souvent la femme dort au moment de cette irruption.

Pourquoi le vide qui vient de s'opérer dans l'amnios, ne produit-il pas tout de suite les contractions nécessaires à l'accouchement ? C'est qu'alors la matrice n'est qu'au premier degré de l'irritation qui doit procurer l'accouchement, et que l'irruption des eaux, qui interrompt cette irritation, n'a eu lieu que par la faiblesse des membranes qui ont cédé au premier point de dilatation de l'orifice, qui s'est opéré pendant le temps du travail inconnu, et que la fibre utérine a besoin d'un certain temps (1), après cette évacuation, pour parvenir à l'état d'irritation où il faut qu'elle soit pour produire l'accouchement. Voici comme elle y parvient :

Pendant le calme où reste la femme après l'évacuation spontanée des eaux de l'amnios,

---

(1) La durée de ce temps dépend de la disposition où se trouve la fibre musculeuse, lors de la rupture des membranes.

et pendant lequel la femme reprend sommeil, le mouvement de ressort si naturel à la matrice, opère le rapprochement des parois de ce viscère les unes vers les autres ; les corps contenus n'ont d'effet, dans ce cas, que lorsque la fibre est assez accourcie pour appuyer sur eux; et ce n'est qu'alors qu'ils deviennent la cause de l'irritation que la matrice reprend par l'opposition que ces corps apportent à la continuité du rapetissement de ce viscère. Plus la matrice fait d'efforts pour s'accourcir, plus elle s'irrite par la présence des corps contenus qui s'y opposent; voilà la cause des douleurs ou contractions qui viennent après un long calme ; car s'il n'y avait plus rien dans la matrice, il n'y aurait presque pas de douleurs; et comme vous le voyez encore ici, l'intervalle des douleurs ou le calme qui existe entre les douleurs, n'est pas produit par la résistance des corps contenus; ce sont eux au contraire qui font renaître l'irritation, conséquemment les douleurs ou contractions; mais il n'en est pas moins vrai que la première irritation avait été occasionnée par la trop grande distension de la fibre utérine.

C'est-là la marche de la nature dans la plupart des fausses-couches : sitôt qu'une cause quelconque a pu interrompre le cours du fluide qui se portait à l'amnios pour étendre le domicile de l'enfant, le mouvement de ressort entre en action, et avec plus ou moins de temps parvient à comprimer le contenu de la matrice ; ce contenu, dont la présence lui fait obstacle pour son rappetissement, l'irrite ; l'irritation détermine les contractions qui produisent l'accouchement. Si la nature n'opérait pas ainsi dans la majorité des fausses-couches, où serait le stimulant qui détermine celles où il n'y a aucune cause connue d'irritation ? car ce n'est pas parce que la grossesse ne prospère plus, que la matrice s'en débarrasse ; mais parce que sa constitution, son organisation est telle, qu'il faut qu'elle soit resserrée sur elle-même ; en un mot, contractée ou distendue par un agent quelconque. Du moment que cet agent n'opère plus son effet, la matrice tend sans cesse à reprendre son état naturel.

Si notre amateur était praticien, il saurait qu'il y a des accouchemens où le sac de la génération est si ferme et si sec, que rien ne peut transuder ; qu'il est tendu jusqu'au moment de sa rupture, quelle que soit la dilatation de l'orifice ; et quelquefois il a une telle consistance dans la portion qu'il présente, qu'il se déchire au bord du placenta, plutôt que de crever dans la partie qui s'est prolongée dans le vagin, et que l'enfant arrive la tête couverte de cette membrane (1) ; que souvent l'accoucheur ne parvient qu'avec beaucoup de peine à procurer l'ouverture de ce sac, et que quelquefois même il est obligé d'employer plus que ses doigts pour en opérer la rupture et procurer l'écoulement des eaux : il saurait aussi qu'il y a peu d'accouchemens où ce sac puisse être pincé dans l'intervalle des douleurs ; ce qui prouve bien qu'il ne survient pas toujours du vide dans ce sac, et que l'on ne doit pas regarder ce vide comme l'agent principal de l'accouchement ; et que lorsqu'il se rencontre, il devient auxiliaire,

---

(1) C'est ce qu'on appelle enfant né coiffé, et ce qui est une faute de l'accoucheur ou de la sage-femme, qui n'a pas connu le moment où il fallait aider la nature, et éviter des douleurs superflues à la mère, en perçant les membranes.

en facilitant l'engagement du sac de la génération dans l'orifice de la matrice.

Quoiqu'ANTOINE PETIT ait donné à ce vide plus de valeur qu'il n'en mérite, il nous apprend qu'il ne suffit pas pour opérer l'accouchement, puisqu'il nous dit, pag. 29 de son mémoire,

Page 14, ligne 24 de celui de notre amateur :

« *Ce n'est pas à la seule diminution des* » *eaux que les membranes doivent la puis-* » *sance qu'elles ont de s'avancer dans le* » *vagin ; il se passe aussi quelque chose* » *du côté de la matrice, qui contribue à* » *produire cet effet ; à chaque contraction,* » *sa cavité se resserre, elle reste toujours* » *plus petite qu'elle n'était auparavant.* »

Notre amateur dit à la suite de ce paragraphe :

« Il est évident que la cavité de la matrice » ne reste plus petite à chaque contraction, » que parce que, par son effet, le fond de » la matrice continue à se rapprocher de » son orifice ; *mais ce n'est pas ce qui en* » *prouve la nécessité.* »

J'en demande pardon à notre amateur ; il est nécessaire, en pareil cas, que l'effet suive la cause, ou la nature manquerait son but; car si la matrice ne restait pas plus courte après quelques contractions, elle ne prendrait pas plus de force; et il y aurait à craindre que le sac de la génération, ainsi que ce qu'il contient, ne restât plus long-temps à la même place.

Il paraît avoir prévu cette objection, puisqu'il dit ensuite :

« Les membranes sont si peu extensibles, » qu'il est impossible qu'elles eussent pu » s'avancer dans le vagin, sans l'abaissement du fond de la matrice, suite nécessaire de leur décollement et de la transudation des eaux. Il paraît donc que ces » trois moyens concourent également à leur » donner cette puissance; c'est une omission » de l'auteur de ne l'avoir attribuée qu'à la » diminution de la cavité de la matrice, et » à la transudation des eaux. »

J'observe à notre amateur, que le prolongement des membranes dans le vagin, est bien une suite nécessaire de leur décollement; mais qu'elles le peuvent sans la transudation des eaux, parce que ce prolongement s'opère naturellement par la dilatation de l'orifice de la matrice qui remonte vers son fond, et livre ainsi passage aux membranes ; d'ailleurs ces membranes sont plus extensibles que notre amateur ne le croit, et le vide qui y survient quelquefois, provient peut-être plutôt de leur extension, que de la transudation des eaux à travers ces membranes ; parce que, du moment que l'orifice est dilaté, les eaux qui appuient continuellement sur la portion des membranes qui n'a plus de soutien, et qui y sont poussées par les contractions utérines, quelque faibles qu'elles soient, peuvent les alonger encore.

Rien d'impossible dans mon hypothèse, car ces membranes ne sont point irritables et sont très-extensibles ; puisque d'un point gros comme une graine de moutarde, qu'était le sac de la conception au sortir de l'ovaire, nous le trouvons, au moment de l'accouchement, parvenu à plus de *trente centimètres* de longueur sans la largeur (1) ; en sorte qu'on peut dire que pendant la gestation, ce sac a augmenté son étendue originaire d'un milliard de fois et plus. Ce sac suit toujours l'extension de la matrice,

---

(1) Environ un pied d'ancienne mesure.

comme la matrice suit l'impulsion de ce sac.

L'extension de la matrice se porte quelquefois à un point extrême, ce qui se voit lorsque les fibres utérines sont abreuvées d'une sérosité qui émousse plus que de coutume sa sensibilité; mais dans une bonne grossesse, cela ne peut arriver ainsi, et l'irritation arrive plus tôt ou plus tard, suivant la constitution de l'individu.

Notre amateur dit, page 15, ligne 33: « L'observation vient à notre aide; elle » va confirmer la bonté de la doctrine, nos » réflexions et les conséquences que nous » en avons déduites.

» Les grandes douleurs ne s'annoncent » que lorsque les membranes ont pu s'a- » vancer dans le vagin, ou, pour parler le » langage le plus ordinaire, lorsque les eaux » ont pu se former; mais elles ne le peuvent » qu'au moyen des effets dont je viens de » parler; mais par ces mêmes effets, la résis- » tance ne peut non-seulement plus agir » également de tous côtés; mais il paraît » encore qu'elle ne peut agir que très-fai- » blement sur un seul. Il en résulte donc » qu'elle a perdu la plus grande partie de

» sa puissance, qu'elle est alors très-affaî-
» blie. »

J'observe à notre amateur, 1.° que quoique les douleurs augmentent pendant que les eaux se forment, la femme n'en est pas encore aux grandes douleurs qui ne commencent ordinairement qu'après l'écoulement des eaux; 2.° que la résistance qu'oppose le sac de la génération, tant qu'il est intègre, diminue d'intensité, lorsque la dilatation de l'orifice permet l'introduction d'une partie de ce sac dans ce même orifice, parce qu'alors il s'alonge, et que l'action de la matrice devient d'autant plus forte, que ce sac se prolonge davantage dans le vagin; parce que le vide de la matrice augmentant par cette marche, donne au rapprochement de son orifice, vers son corps, une plus grande étendue, par conséquent à la matrice plus de raccourcissement et plus d'énergie aux contractions subséquentes qui deviennent par degré, telles qu'elles occasionnent la rupture de ce sac, et procurent par là l'écoulement des eaux; et que c'est après cet écoulement des eaux, que se déploie bien la force expulsive de la matrice, parce que deux causes nouvelles concourent à augmenter son irritation, 1.° le plus grand volume ; 2.° la solidité du corps poussé dans l'orifice de la matrice, d'où il résulte aussi deux sortes de douleurs qui, en se réunissant, occasionnent *la véhémence des douleurs dont notre amateur est si desireux de connaître la cause.*

Ces douleurs prennent alors une intensité inconnue jusques-là à la femme qui accouche pour la première fois : 1.° parce que la pression du contenu sur le contenant est d'une nature bieu différente que celle du sac de la génération, comme je l'ai déja dit ; 2.° parce que le détroit inférieur du bassin offre encore une résistance plus grande que celle de son excavation, et que la matrice se trouve comprimée entre deux corps fort durs.

La conséquence que notre amateur tire de ses réflexions n'est pas exacte, puisqu'il dit, page 16, lig. 23 :

« Il est donc constant que ce viscère a » d'autant plus de force, que la résistance » a d'autant plus de faiblesse. »

Cela est bon en mécanique, mais ici c'est le contraire ; ce n'est pas par la faiblesse de la résistance, que la matrice acquiert plus de force. L'expérience nous apprend que la contraction est d'autant plus faible, que la résistance est moindre. Les accouchemens prématurés et ceux d'enfans morts nous en fournissent des preuves irrévocables. Il y a dans ces cas trois raisons de la faiblesse des contractions : 1.º la matrice n'a pas été distendue jusqu'à l'irritation, et celle qu'elle éprouve alors prend sa source dans la présence des corps contenus ; 2.º ces corps contenus sont d'une souplesse telle, qu'ils sont aisément moulés au passage que leur livre l'orifice de la matrice; conséquemment il y a peu de résistance de la part du contenu et de ce premier contenant ; 3.º les corps contenus offrent un volume très-inférieur à l'espace du second contenant ; conséquemment point de résistance de la part de ce second contenant.

Ce qui se passe au moment de la délivrance en est une autre preuve ; car après la sortie de l'enfant, le contenu est peu de chose en comparaison de celui qui est expulsé ; aussi les contractions par lesquelles la matrice se débarrasse du placenta sont bien faibles : ainsi donc *ce n'est pas par la faiblesse de la résistance* que la matrice acquiert plus de force, mais bien par l'augmentation de son irritation, et le raccourcissement de son étendue.

Page 16, ligne 26.

Il paraît à notre amateur, qu'Antoine Petit confirme tout ce qui précède, dans ce qu'il exprime *page 106* de son mémoire déja cité.

« *A mesure que le travail s'avance et*
» *que la matrice s'ouvre, le décollement*
» *des membranes s'étend et gagne succes-*
» *sivement en montant toujours vers le*
» *fond de la matrice, jusqu'à ce qu'il soit*
» *arrivé proche du placenta; alors les eaux*
» *sortent et l'accouchement s'achève.* »

Antoine Petit ne dit pas là, que les forces de la matrice augmentent par la faiblesse de la résistance; il décrit l'opération de la nature, l'action de la matrice; il nous peint la manière dont le décollement du chorion s'opère; mais il ne fait de ce décollement, ni un obstacle, ni un accélérateur de l'accouchement.

Pour être parfaitement exact, il faut dire: à mesure que la matrice s'ouvre, les membranes s'avancent et forment dans le vagin une tumeur qui, lorsqu'elle n'est plus soutenue par l'orifice de la matrice, s'ouvre plus tôt ou plus tard, suivant la solidité ou la faiblesse de ces mêmes membranes, et alors les eaux s'écoulent, et le second temps (1) de l'accouchement arrive.

Notre amateur continue, page 17, ligne première, et dit :

« Voilà véritablement pourquoi la résis-
» tance s'affaiblit, pourquoi au contraire la
» matrice se renforce, pourquoi le fond de
» cet organe peut se rapprocher de son
» orifice, pourquoi les membranes peuvent
» s'avancer dans le vagin, pourquoi la tumeur
» qu'elles y forment se crève spontanément
» par l'effet d'une contraction, pourquoi
» enfin l'accouchement s'achève (2).

On peut dire ici à notre amateur, pour ne pas toujours dire la même chose, voilà véritablement comme on est forcé de courir d'erreur en erreur, quand on y a été induit dans le principe ; et que le fond de la matrice ne se rapproche de son orifice, que

---

(1) Le troisième temps, selon moi.

(2) Il faut dire s'achevera, car l'accouchement est souvent bien loin de finir, puisqu'il y a des accouchemens dont le troisième temps dure autant, et quelquefois plus que les deux précédens.

parce que le vide survenu dans la matrice par l'écoulement des eaux, donne à sa fibre longitudinale la possibilité de se froncer plus longuement et plus fortement, et que delà va naître sa plus grande irritation qui lui donnera encore quelques degrés de force; tenez pour certain, que ce n'est jamais la première contraction, après l'écoulement des eaux, qui est la plus forte, et presque toujours les quatre ou cinq premières contractions qui suivent l'écoulement des eaux, sont faibles ou moyennes, à moins que le sac de la génération ne soit déchiré par une contraction expulsive du second genre, et que la tête de l'enfant n'ait pris subitement la place des eaux : notez bien que ces contractions, et conséquemment les douleurs augmentent de véhémence et de durée par degrés ; ce qui prouve bien encore qu'on n'en est pas aux grandes douleurs quand les eaux se forment, puisque dans une infinité d'accouchemens, les grandes douleurs n'arrivent que long-temps après l'écoulement des eaux, et jamais avant.

Page 17, ligne 8, notre amateur dit avec une sorte de surprise :

« Il est cependant des auteurs qui ont » attribué

» attribué la violence des douleurs à une » résistance plus grande du corps sur le» quel les fibres de la matrice agissent. » M. *Baudelocque* partage cette opinion, et » s'explique à cet égard de la manière qui » suit. »

» La violence des douleurs de l'enfante» ment est toujours proportionnée à la force » des contractions qui les déterminent. » Comme celles-ci sont très-faibles dans le » commencement du travail, les douleurs » sont alors si légères, qu'il est passé en » usage de les désigner sous le nom de » mouches; si elles sont plus aiguës sur la » la fin, c'est que l'action de la matrice est » plus forte; que ses fibres sont plus *ten-* » *deus*, qu'elles sont sensibles, qu'elles » agissent sur un corps qui leur résiste » davantage. »

Les auteurs qui ont cette opinion ont une très-grande raison, et c'est ce qui m'a fait dire, qu'il fallait bien distinguer le temps où ces corps apportent une résistance réelle; car la résistance première que nous avons établie à l'orifice de la matrice, n'est rien en comparaison de celle qu'apporte la tête de l'enfant; mais il faut observer que ce corps n'offrirait qu'une résistance médiocre, si le contenant n'en offrait une bien plus grande à ce contenu. La résistance que le bassin offre à la tête de l'enfant, est quelquefois telle, que toute l'énergie de la matrice, aidée des forces du diaphragme, des muscles pectoraux et abdominaux, devient inutile, et qu'il faut des forces bien supérieures pour vaincre cette résistance et terminer l'accouchement.

Page 18, ligne 17, notre amateur continue, et dit :

« Personne n'a plus de vénération que » moi pour les talens et les lumières de » *M. Baudelocque ;* mais voyant les fibres » de la matrice se raccourcir à chaque con- » traction, je ne peux concevoir qu'elles » puissent être *plus tendues*, qu'elles de- » viennent plus sensibles, puisqu'elles ne » sont pas le siége de la douleur, et que » c'est au contraire par leurs contractions » qu'elles la déterminent. »

Je suis fâché que notre amateur emploie l'ironie envers le citoyen *Baudelocque ;* il aurait pu se contenter de relever sa faute, car la faute que fait un professeur, est plus conséquente que celle d'un autre. Nous ne pouvons disconvenir que le citoyen *Baudelocque* doit dire là, ainsi qu'à la ligne 24 de la page 17, plus contractée, au lieu de *tendue*, pour ne pas induire ses élèves en erreur; parce que *tendue* présente l'inverse de contractée, puisque contractée et froncée sont synonymes; mais il n'en est pas moins vrai que la fibre plus contractée, n'en est pas moins plus irritée et plus irritable.

Il ne faut pas oublier que c'est l'irritation qui a produit la première contraction, et que la matrice parvenue au point d'irritation qui produit sa contraction, ne s'arrête plus que par intervalle; et qu'au contraire cette irritation et les contractions qui en sont la suite, vont toujours en augmentant, jusqu'à ce qu'enfin elles aient débarrassé la matrice de la majorité du produit de la conception.

« Notre amateur dit qu'il ne conçoit pas » comment les fibres de la matrice raccour- » cies sont plus sensibles, puisque, selon » lui, elles ne sont plus le siége de la dou- » leur, et que c'est au contraire leur con- » traction qui produit la douleur. »

Pour bien concevoir ceci, comme partie de ce qui a été dit, il ne suffit pas d'être amateur de l'art; il faut encore en être praticien, parce que c'est dans l'exercice de cet art que l'on apprend, 1.º qu'à quelque degré de dilatation que soit l'orifice de la matrice, ses fibres n'en sont pas moins irritées, par la distraction que la tête, les épaules et le corps de l'enfant occasionnent successivement à ce muscle, et qu'il ne peut recouvrer le calme que lorsqu'il est débarrassé du corps de l'enfant; 2.º que la matrice est toujours irritée par l'obstacle qu'elle rencontre à son rappetissement, puisqu'il est de son essence de travailler continuellement à ce rappetissement, dès que l'agent qui la distendait n'existe plus.

Page 19, ligne 9, l'amateur dit :

« Il n'est pas rare que le commencement » du travail se prolonge pendant 10, 12 et » même 15 heures dans des femmes bien » conformées, dont les enfans se présentent » dans une bonne position. Il l'est heureu» sement encore moins, que d'autres accou» chent dans l'espace de quelques heures, » plus ou moins : la cause de ces diffé» rences dépend certainement de la résis» tance plus ou moins soutenue que les » corps contenus dans la matrice opposent » à son action. »

Je réponds à ceci, que la cause de ces différences dépend le plus souvent, dans le commencement du travail, du degré d'irritation de la matrice et de la nature de ses contractions; car lorsqu'elle n'est encore irritée que comme deux, elle ne peut avoir la même énergie qu'elle aura quand elle sera irritée comme quatre, ni par conséquent faire le même progrès; et que les contractions qui tendent à rapprocher une paroi de l'autre, ne peuvent pas faire avancer un accouchement, puisqu'elles opèrent, pour ainsi dire, en sens contraire; et que pendant ce temps-là, la différence ne vient pas, comme le prétend notre amateur, de la résistance des corps contenus, puisqu'ils sont à peine poussés sur l'orifice; mais bien de celle du premier corps contenant, puisqu'ordinairement la résistance du contenu ne commence qu'après l'écoulement des eaux, et que les eaux ne s'écoulent quelquefois qu'après les 10, 12, 20 premières heures de ce genre de travail, et souvent plus tard.

Ces différences viennent donc dans le premier moment de la résistance que l'orifice de la matrice apporte à sa dilatation; la preuve de cette assertion est que le travail n'avance qu'en raison de cette dilatation, quoique les corps contenus soient encore les mêmes dans le second temps, c'est-à-dire après l'écoulement des eaux : si la dilatation de l'orifice est finie, cette différence vient autant de la résistance que le bassin offre à la tête de l'enfant, que de celle que la tête apporte à ce même bassin ; et dans le dernier temps, elle vient de la résistance des parties molles extérieures (1).

Notre amateur continue et dit, ligne 20 :

« Dans le premier cas, l'adhérence trop
» tenace des membranes aura résisté aux
» efforts répétés de la matrice. »

Le mot adhérence n'est pas ici le mot technique ; car il n'y a vraiment qu'application intime du chorion à la paroi interne de la matrice. Le sac de la génération n'adhère véritablement qu'à la face concave ou interne du placenta : par-tout ailleurs cette adhérence n'est pas nécessaire, et la nature n'a rien fait en vain. Ce qui a pu être pris pour des adhérences, ne sont que les débris des vaisseaux lymphatiques par les-

---

(1) Cette dernière résistance est la moindre, et n'est bien sensible qu'au premier enfant.

quels la matrice fournit à l'amnios la liqueur nécessaire à son extension continuelle pendant les neuf mois de la gestation (1).

Ligne 29, notre amateur continue et dit :

« Dans le second cas, au contraire, la » matrice sera bientôt séparée d'une portion » des membranes, la transudation sera con- » sidérable; on sent bien pourquoi; son » action deviendra plus forte, le décollement » et la transudation continueront de faire » du progrès, la force de l'action augmen- » tera, et bientôt elle sera assez puissante » pour la débarrasser du fardeau qui la » surcharge. »

---

(1) Si notre amateur eût dit : la solidité du sac de la génération aura résisté aux efforts multipliés de la matrice, il aurait présenté quelque chose de réel; car la solidité du chorion, ainsi que celle de l'amnios qui le tapisse, offre souvent une résistance si longue, si opiniâtre et si douloureuse, que l'accoucheur instruit est obligé de rompre ces membranes, pour faire cesser les accidens que leur résistance occasionne. J'ai rencontré des femmes chez qui ces membranes ne crevaient jamais, à quelque degré de dilatation que fût l'orifice, et quelque patience que l'on pût y mettre raisonnablement; car le trop de patience est souvent une faute, comme le trop de précipitation.

Je dis, dans le second cas, l'orifice de la matrice plus souple, aura prêté plus facilement aux contractions de la matrice, lesquelles, dans ce cas, auront été franches; l'irritation étant plus décidée, le froncement de la fibre aura fait plus de progrès, les eaux se seront formées plus tôt; la faiblesse du sac de la génération aura procuré plus tôt l'écoulement des eaux; conséquemment le second temps de l'accouchement sera arrivé plus tôt. Alors l'action de la matrice augmentant par le vide qui y est survenu, et le corps contenu dans la matrice étant dans des proportions moindres que l'espace fourni par le bassin, l'accouchement doit nécessairement arriver beaucoup plus tôt que dans le cas précédent : il ne peut pas y avoir d'autres causes d'un accouchement qui s'opère dans l'espace de quelques heures, et pour cela, il faut que toutes les circonstances que je viens de détailler se rencontrent chez le même individu.

Pag. 20, lig. 5, notre amateur continue et dit :

« On me dira sans doute que l'adhérence
» des membranes ne s'étend pas jusqu'à la
» fibre musculaire ; elle ne peut donc, ni
» gêner, ni comme enchaîner son action. »

Je réponds à cela que l'adhérence du sac de la génération avec celui de la conception, la matrice, n'étant qu'une chimère, ne peut ni gêner, ni enchaîner l'action de la fibre musculeuse ; et que puisque l'amateur avait prévu cette objection, il était inutile d'en faire un obstacle d'aussi peu de valeur.

Ligne 9, notre amateur continue et dit :

« J'accorde volontiers les prémisses, mais » je nie, sans balancer, la conséquence. » Je suis en effet tellement persuadé du » contraire, que je défie les objectans de me » prouver que la dilatation puisse faire un » progrès bien sensible pendant tout le temps » que l'adhérence des membranes résistera » à l'action de la matrice ; que cette action » deviendra assez forte pour assurer l'arrivée » du second temps, qu'elle puisse rapprocher » le fond de cet organe, que les eaux » puissent se former ; cependant tous ces » effets doivent précéder la fin du travail. »

J'observe en passant, que la bonne logique ne permet pas de nier la conséquence d'un principe qu'on a accordé ; et je dis à notre amateur, 1.° qu'il est impossible de lui donner matériellement la preuve qu'il demande relativement à l'adhérence des membranes, si ce n'est sur le cadavre, où il verra que la moindre attraction détruit cette adhérence ; 2.° que la nature de ces adhérences n'est pas capable de résister à l'action d'une contraction franche de la matrice ; mais que tant que le travail de l'accouchement n'avance pas, ou parce que l'orifice de la matrice résiste, ou parce qu'il n'y a pas de contractions franches, le corps de la matrice ne pouvant s'accourcir, ni par conséquent remonter l'orifice vers le fond, le décollement du chorion ne pourra pas avoir lieu ; que ce n'est pas l'adhérence de cette membrane à la paroi interne de la matrice, qui cause ce retard, mais bien le défaut de contractions longitudinales; car il ne verra jamais d'accouchement languir dans ce qu'on appelle le premier temps (1), toutefois que l'accoucheur ou la sage-femme lui assurera que les contractions sont franches ou longitudinales. Il est constant que dans aucun genre d'accouchemens, l'adhérence des membranes ne peut arrêter le progrès, puisque cette adhérence n'est qu'une application intime du chorion à la paroi interne de la matrice et

(1) Second temps, selon moi.

quelques vaisseaux lymphatiques capillaires.

Je répéterai encore une fois à notre amateur, que la dilatation de l'orifice de la matrice ne pourra faire de progrès sensibles pendant tout le temps que cet orifice résistera à l'action de ce viscère, laquelle action est faible dans le commencement, parce que l'irritation n'est pas parvenue à toute la longueur de la fibre qui se trouve croisée par les fibres circulaires ou transverses qui arrêtent cette irritation pour un temps, ou parce que l'orifice est trop ferme et trop chaud, ou parce que les contractions du corps de la matrice ne sont pas franches; mais lorsque la cause aura cessé, cette irritation augmentera par les obstacles que la matrice rencontre à son accourcissement; qu'elle les vaincra et amenera le second temps du travail (1), lequel donnera à la fibre la possibilité de se froncer et de s'accourcir bien autrement qu'elle ne l'a fait jusqu'à cette époque; et que de cette possibilité de se froncer plus, l'irritation augmentant, l'action de la matrice deviendra plus forte, et que par cette raison le troisième temps

(1) Troisième temps, selon moi.

arrivera (1), et mettra fin à l'accouchement.

Ligne 22, notre amateur continue et dit : « Ils me diront peut-être que cette cause » dépend bien moins de la résistance des » corps contenus dans la matrice, que de » son action ; et ils ajouteront qu'elle n'a » pas le même degré de force dans toutes » les femmes. »

Je répéterai encore que la résistance des corps contenus est ordinairement moindre dans le commencement de l'accouchement, que celle des corps contenans ; puisque sitôt que l'orifice de la matrice est assez dilaté pour laisser former les eaux, les membranes qui les contiennent n'étant plus soutenues, crèvent et les laissent échapper ; que cet orifice résiste encore quelque temps au corps contenu, parce qu'ordinairement cet orifice n'est pas entièrement dilaté lorsque les eaux s'écoulent ; mais que lorsque cette dilatation est entièrement finie, le bassin oppose une autre résistance au corps contenu ; et qu'alors l'action de la matrice augmente d'autant plus, qu'elle s'irrite

(1) Parce qu'il est de l'essence de la fibre courte d'être plus forte que la longue.

davantage par la résistance du contenu dont la pression est moins douce que celle du sac de la génération, et que la douleur de contraction augmente dans ce moment, par la réunion de la douleur produite par la compression du contenu sur les parties qui tapissent les contenans, et qui force la femme à s'épreindre de toutes ses forces et de tous ses moyens; ce que j'ai déja appelé douleur secondaire.

Notre amateur continue, et prie de lui dire,

« Pourquoi cette action est si différente, » pourquoi elle n'est, et ne peut être la » même ? »

Je réponds que toutes les femmes n'ont pas la même constitution ; que les unes sont plus irritables que les autres, et que cette variété s'observe chez le même individu dans des temps différens, parce que la disposition physique n'est pas toujours la même.

Ligne 30, l'amateur continue et dit :

« Ils voudront bien observer que, quoi- » qu'il soit vrai que la matrice n'a pas le » même degré de force dans toutes les » femmes, il l'est aussi qu'elle en a assez

» dans toutes, pour remplir l'objet auquel » elle est destinée, et que les femmes » faibles accouchent aussi facilement que » les fortes. »

Je suis d'accord là-dessus avec notre amateur ; je dirai même, que généralement, toutes choses égales, les faibles accouchent plus facilement que les fortes ; les raisons en sont sensibles : chez les femmes faibles, l'orifice de la matrice est ordinairement plus souple et résiste moins; le volume des contenus est ordinairement moindre que chez les femmes fortes ; conséquemment la résistance des autres contenans doit aussi être moindre.

Page 21, ligne 2, l'amateur dit :

« Et s'ils attribuent un prolongement du » commencement du travail aussi long, à » l'inertie de ce viscère, ils voudront bien » aussi m'apprendre quel est le moyen qui » fait cesser cette inertie après cet inter- » valle ; quel est celui qui réveille son » action, qui la rend enfin assez puissante » pour terminer l'accouchement ? »

Je crois avoir donné d'avance la réponse à cette demande ; mais pour ne rien refuser à la curiosité de notre amateur, je lui répéterai, que dès que la fibre ne peut plus prêter à l'extension, cette extension cesse, et que le fluide destiné à l'augmenter et qui a rempli cette tâche jusqu'à ce moment, devient le premier moteur du contraire, c'est-à-dire de l'action avec laquelle la matrice va travailler à son rappetissement, par l'irritation que ce fluide produit en continuant de couler dans le sac de la génération, et en distendant forcément la matrice; que cette irritation produit la contraction, laquelle une fois commencée, ne cesse que par intervalle, jusqu'à ce que la matrice soit tellement raccourcie et rétrécie, qu'elle approche beaucoup de son état primitif.

Mais cette irritation, ainsi que les contractions qui en sont la suite, ne pouvant avoir lieu que difficilement dans le commencement du travail, rendent ce commencement long et languissant; mais qu'une fois que les contractions réitérées ont un peu dilaté l'orifice de la matrice, cette dilatation permet au sac de la génération de s'introduire dans l'orifice de la matrice, et que cette introduction du sac de la génération dans l'orifice de la matrice, l'irrite encore; et que cette dilatation augmentée par les contractions subséquentes, fait descendre le sac de la génération, et le force à se prolonger dans le vagin; que cette opération, quoique naturelle, irrite graduellement la matrice, et y procure un vide qui donne à sa fibre une plus grande facilité de s'accourcir; que cet accourcissement augmente la force expulsive de la matrice, en même temps que la dilatation de son orifice, qui, parvenue à un certain degré, occasionne l'écoulement des eaux contenues dans le sac de la génération; et que cet écoulement produit un vide encore plus grand dans la matrice, qui donne plus de prises à sa fibre pour augmenter son raccourcissement.

Que plus elle se contracte, plus elle s'irrite par l'opposition qu'elle rencontre dans ce qui reste contenu dans la matrice; et que plus elle devient courte, plus elle acquiert de forces; que l'augmentation de ses forces et le complément de la dilatation de l'orifice de la matrice, la conduisent enfin au degré d'irritation nécessaire pour qu'elle se débarrasse du fardeau de la grossesse : voilà la marche progressive d'un accouchement naturel,

naturel, quoique lent dans son début, et dont la lenteur n'a pas d'autre cause qu'une faible irritation des fibres longitudinales de la matrice.

Page 21, ligne 10, notre amateur dit :

« Les accouchemens précipités forment » une espèce à part : dans ceux-ci, la résis- » tance est absolument nulle, la matrice se » décolle entièrement de ses membranes » par ses premiers efforts ; et si la séparation » du placenta s'y joint, le sac entier de la » conception pourra franchir le passage, » comme l'ont dit et observé quelques au- » teurs. Il n'y aurait jamais d'accou- » chemens précipités, si cela n'étoit pas » ainsi. Cette circonstance n'est pas sans » danger pour les femmes ; car outre l'hé- » morragie mortelle qui peut en être et en » est quelquefois la suite, elles sont encore » exposées à la déchirure de leurs parties » extérieures, et à celle de l'orifice de la » matrice. Nous trouvons ici une nou- » velle preuve, que c'est au décollement » plus ou moins prompt des membranes, » qu'est dû le retard ou la brièveté de l'ac- » couchement. »

J'observe à notre amateur, que s'il y a

en des accouchemens où le sac entier de la génération ait pu franchir le passage, comme il le dit ici, que ce fait a plutôt lieu dans un cas de relâchement, que dans ce que nous appelons un accouchement précipité, qui présente plutôt un cas d'irritation que d'atonie; qu'il peut y avoir et qu'il y a effectivement des accouchemens précipités, sans que le sac de la génération entier franchisse le passage; car les accouchemens précipités s'opèrent par des contractions très-rapprochées et très-énergiques dans le second et le troisième temps; elles sont telles au quatrième, qu'on peut les regarder comme des fureurs utérines, et que l'accoucheur a beau prévoir la déchirure de la fourchette, il est rare qu'il puisse l'empêcher; mais que cette précipitation ne doit pas entraîner l'hémorragie, parce que ce sont les contractions précipitées, à la vérité, qui opèrent ces accouchemens; que ces contractions n'en opèrent pas moins le raccourcissement et le rétrécissement de la matrice, conséquemment l'oblitération d'une partie de ses cellules et la tortuosité des gros vaisseaux utérins, et qu'ainsi elles s'opposent à l'hémorragie.

Quoique tout se passe à peu près comme

notre amateur le décrit, personne que lui ne peut voir une nouvelle preuve que c'est au décollement plus ou moins prompt des membranes, qu'est dû le retard ou la briéveté de l'accouchement. Je ne vois dans ce cas qu'une irritation bien prononcée, dont les effets se succèdent rapidement, et qui abrège tous les temps du travail ; mais j'y vois aussi l'accroissement de cette irritation, qui pendant le dernier temps du travail donne aux contractions de la matrice une énergie telle, qu'elles expulsent l'enfant, de manière que l'accoucheur ne peut en ralentir la sortie, quoiqu'évidemment trop rapide.

Il faut pour ce genre d'accouchement un concours de circonstances bien difficile à rencontrer : 1.° de la part de la matrice une grande irritation ; 2.° une souplesse extrême à son orifice ; 3.° faiblesse dans les membranes du sac de la génération, si les eaux s'écoulent spontanément ; 4.° un orifice bien direct à la vulve, et une position d'enfant bien directe à l'orifice ; 5.° dans cet enfant un volume moindre que le bassin n'offre d'espace. Sans cela, il ne pourrait pas y avoir d'accouchemens précipités du genre dont parle notre amateur.

Page 21, ligne 32 et suivantes, notre amateur dit :

« Il arrive quelquefois que les membranes » se rompent spontanément avant que la » femme ait éprouvé la moindre douleur; le » travail commence dès-lors (1), la douleur » est plus vive que celle du commencement » d'un travail ordinaire, ce qui fait presu- » mer qu'il est au second temps (2). »

Page 22, ligne 11, notre amateur dit :

« C'est dans ce qui reste contenu dans la ma- » trice que réside la résistance qui s'affaiblira » à mesure que l'orifice s'ouvrira, et devien- » dra enfin presque nulle, lorsque le tra- » vail sera près de finir. »

Je répète à notre amateur, que c'est dans la portion de l'orifice qui n'est pas encore dilatée, que réside la première résis-

---

(1) Il faut dire qu'il est commencé, car sans commencement de dilatation, il ne peut y avoir rupture du sac de la génération, par conséquent point d'écoulement d'eaux; et notre amateur en donne la preuve, en disant que la douleur est plus vive que celle du commencement d'un travail ordinaire.

(2) Ceci est encore une preuve de la nécessité d'admettre un premier temps inconnu et secret.

tance après l'écoulement des eaux, surtout dans le cas qu'il vient d'établir, puisqu'il n'y a encore qu'un commencement de dilatation, et non pas dans ce qui reste contenu dans la matrice; que cette résistance s'affaiblira à mesure que l'orifice se dilatera, et que cette résistance deviendra nulle, sitôt que la dilatation de l'orifice sera finie. Ces événemens se passent ainsi, bien avant que le travail soit près de sa fin; et c'est après la dilatation totale de l'orifice, que commence la résistance des contenus, qui dure quelquefois plus long-temps que tout ce qui a précédé.

Page 23, ligne première, notre amateur se résume et dit :

« La cause de l'intervalle qui existe entre
» les douleurs de l'enfantement, est due à
» la résistance des corps contenus dans la
» matrice. »

Je nie formellement que la cause de l'intervalle qui existe entre les douleurs de l'enfantement, soit due à la résistance des corps contenus dans la matrice : 1.° parce que notre amateur ne l'a pas prouvé, et que j'ai prouvé le contraire dans tout ce qui vient d'être dit, puisque j'ai prouvé que les corps contenus dans la matrice étaient la cause, dans certains accouchemens, de la reprise des douleurs, mais toujours la cause de l'irritation secondaire des fibres utérines; 2.° parce que l'intervalle entre les douleurs diminue au moment même où la résistance de ces corps a un effet bien réel, au moment où ces corps, par leur volume et leur solidité, résistent aux contractions de la matrice; (1) ce qui ne devrait pas être, si cette résistance était la cause réelle de cet intervalle; 3.° parce que l'observation prouve que les contractions de la matrice ne se rapprochent pas, que cet intervalle subsiste long-temps lorsque la cause qui a produit l'écoulement des eaux est douce et n'a pu provoquer l'irritation; qu'au contraire l'accouchement commence toujours après l'écoulement des eaux, lorsqu'une cause violente a pu en procurer l'évacuation. Si la chose se passait autrement, la nature serait en contradiction, puisque dans toutes les opérations où

---

(1) Un fait certain, est que plus la résistance est forte, plus les contractions sont fortes et rapprochées, si l'accouchement doit finir naturellement; conséquemment moins il y a d'intervalle entre les douleurs.

elle n'est pas troublée, elle agit toujours doucement et par une gradation lente et bien nuancée. Tous les naturalistes sont parfaitement d'accord sur ce point.

Je demande maintenant à notre amateur, pourquoi l'intervalle qui existe entre les douleurs de l'enfantement, cesse tant qu'il y a des corps contenus dans la matrice; si c'est la résistance de ces corps qui occasionne l'intervalle entre les douleurs, et quelle est la cause de la reprise des contractions ou douleurs ?

La contraction cesse et la douleur par conséquent, parce qu'il est de l'essence de la fibre de se reposer après chaque contraction. Nous le voyons dans tout ce qui jouit de la faculté de se contracter.

Dans la matrice, la contraction reprend, parce que le mouvement de ressort qui compose une partie de l'essence de ce viscère qui tend sans cesse à sa vacuité lorsqu'il est une fois mis en activité, rapproche les parois de la matrice pendant l'intervalle de la contraction. Ce rapprochement des parois de la matrice rencontrant des corps qui s'y opposent, renouvelle l'irritation et fait par là renaître la contraction, laquelle n'est douloureuse qu'en raison de l'obstacle qu'elle rencontre ; car, lorsque l'obstacle est léger et facile à vaincre, la douleur est aussi légère, et si elle n'en rencontrait pas, il n'y aurait pas plus de douleurs que dans les dernières contractions de ce viscère.

C'est bien, comme on vient de le voir, la résistance des corps contenus dans la matrice, qui, à certaine époque de l'accouchement, occasionne la reprise des douleurs ou contractions, et qui par conséquent fait cesser l'intervalle ou le calme qui existe entre les douleurs de l'enfantement. *Ce ne sont donc pas les corps contenus dans la matrice qui procurent les intervalles qui existent entre les douleurs de l'enfantement.*

Tout ceci me paraît assez prouvé. Concluons donc que c'est la cessation de la contraction qui donne l'intervalle qui existe entre les douleurs de l'enfantement; que cette cessation est naturelle à tout ce qui est doué de la faculté de se contracter ; et que c'est la reprise de la contraction qui fait cesser cet intervalle ou ce calme que les femmes éprouvent entre les douleurs de l'enfantement; laquelle reprise est occasionnée par la résistance des corps contenus dans la matrice dont le contact irrite sa fibre musculeuse. Concluons aussi que s'il n'y avait pas de corps solides dans la matrice, cette reprise serait bien peu de chose, comme on le voit au moment de la délivrance.

Fin de la première Partie.

SECONDE PARTIE.

Page 4.

OPINION NOUVELLE

Sur la cause qui détermine l'accouchement.

N'OUBLIONS pas que l'amateur croit trouver cette cause dans le vide qui survient quelquefois dans le sac de la génération. Il commence la seconde partie de son ouvrage en disant :

« L'auteur de l'article *accouchement*, dans » le Dictionnaire Encyclopédique, par ordre » de matière, prétend que sa cause réside » dans la matrice. Il n'est pas douteux que » ce viscère a la puissance de le terminer ; » mais il ne s'ensuit pas que l'agent qui produit » le premier effet, et qui seul peut être con- » sidéré comme cause, réside dans la struc- » ture de cet organe. Le moyen par lequel » une machine quelconque doit exécuter » des mouvemens, n'existe pas dans sa com- » position, et qu'on me passe la compa-

» raison, une montre ne marcherait pas sans
» la clef qui la monte ; or, la clef n'existe
» pas dans la composition de la montre, le
» promoteur de la première contraction de
» la matrice, n'existe pas plus dans sa
» structure. »

Par la comparaison dont notre amateur se sert, il me paraît qu'il croirait facilement que la cause qui détermine l'accouchement, réside dans la matrice même, s'il pouvait croire qu'il y a des montres et pendules qui ont en elles-mêmes le moyen qui les remonte ; car elles ont toutes en elles le moyen qui les fait marcher, puisque c'est le grand ressort enfermé dans le tambour, qui étant monté ou roulé, tend à se dérouler.

Je suis fâché de ne pouvoir plus indiquer à notre amateur le lieu qui recèle la pendule qui se remonte elle-même à chaque seconde, sans aucune cause extérieure (1). Je lui certifie qu'il en existe une que j'ai vue jadis chez le citoyen *Boulainvilier*, alors prévôt de la ci-devant prévôté de Paris.

---

(1) Cette pièce a été établie pour prouver le mouvement perpétuel, qui le serait effectivement, si les métaux pouvaient l'être.

L'amateur conclut, « que puisque la clef
» n'existe pas dans la composition de la
» montre, le promoteur de la première con-
» traction de la matrice n'existe pas plus
» dans sa structure. »

L'amateur me permettra de lui observer que sa comparaison n'est pas bonne, car c'est comparer le mort au vivant, et sa conséquence n'est pas juste. Pour ne pas trop hasarder, il eût dû dire : *il pourrait bien se faire que le promoteur de la première contraction ne soit pas dans la matrice.*

De ce que la clef de la montre n'est pas renfermée dans la composition de la montre, il s'ensuit bien que le promoteur du mouvement de la montre n'est pas dans sa composition; mais il ne s'ensuit pas que le promoteur de la première contraction de la matrice, ne soit pas dans la matrice; car si l'hypothèse de notre amateur sur la cause qui détermine l'accouchement, était vrai, le promoteur de la première contraction de la matrice, se trouverait dans la matrice même, puisqu'il prétend que c'est le vide qui s'opère dans le sac de la génération.

Selon moi, au contraire, le promoteur de la première contraction vient de la matrice, et celui qui l'exécute tient à la matrice, réside dans la substance et dans la composition de la matrice, puisque l'irritabilité de ce viscère fait partie de son essence et de son organisation, et que le promoteur de cette irritation n'est que la continuité de la distillation dans l'amnios, du fluide que lui fournit la matrice, qui, lorsqu'elle est distendue, autant qu'elle peut l'être, ne peut plus en recevoir une goutte sans en être irritée.

Ainsi l'auteur de l'article *accouchement*, dans le Dictionnaire Encyclopédique, a grande raison de dire, que la cause de l'accouchement réside dans la matrice; elle y réside doublement, s'il est possible de se servir de cette expression, car cette cause est bien réellement son irritabilité provoquée, comme je viens de le dire, par la continuité de la distillation du fluide que la matrice verse pendant la gestation dans le sac de la génération : ainsi l'irritabilité de la matrice et le fluide qu'elle fournit, étant les causes déterminantes des contractions, il est évident que ces causes résident dans la substance et dans la composition de la matrice.

Les auteurs qui ont écrit sur cet objet,

accordent à la matrice la faculté de s'irriter par un *stimulus* quelconque, quoiqu'ils aient ignoré la nature de ce *stimulus*.

Nous pouvons, je crois, faire une comparaison plus analogue à notre sujet.

Le cœur qui est un muscle creux, n'a pas d'autre cause de son mouvement, que son irritabilité provoquée et entretenue par l'arrivée et l'expulsion successive du sang de l'animal. Ces mouvemens connus sous les noms de *systole* et de *diastole*, sont les suites de son irritation qui le forcent à se contracter et à se relâcher alternativement; car lorsque les contractions durent trop long-temps, l'animal meurt subitement, parce que le retour du sang n'ayant pas lieu, l'irritabilité nécessaire pour l'entretien du mouvement de ce muscle, ne peut plus être stimulée.

La matrice qui est aussi un muscle creux, ou, selon plusieurs Anatomistes, un composé, comme le cœur, d'une infinité de petits muscles, est douée d'une très-grande irritabilité; et c'est de cette irritabilité plus ou moins provoquée, qu'elle reçoit l'activité que nous lui voyons déployer dans l'accouchement d'un bon genre. Cette activité a dû bien surprendre les premiers accoucheurs qui y ont réfléchi, et ne sachant pas à quoi l'attribuer, ils s'imaginèrent que c'était l'enfant qui, disaient-ils, avait besoin de sortir : ils n'avaient pas encore fait attention que l'enfant mort, que la môle, n'avaient pas le même besoin, et qu'ils ne sortaient pas moins de la matrice par les mêmes moyens.

Ce muscle qui pendant neuf mois a souffert tranquillement une extension et une expansion très-considérable, change tout-à-coup, (sur-tout aux yeux de ceux qui n'admettent pour premier temps de l'accouchement, que le commencement des douleurs ;) ce muscle, dis-je, change de mode et de manière d'être, au point que l'on serait tenté de croire qu'il a changé d'organisation, puisqu'il devient actif et très-actif, de passif qu'il était.

Rendons plus de justice à la nature; cette mère sage et prévoyante a voulu que cette activité que nous voyons prendre à la matrice, eût ses intermittences, et n'arrivât que lentement et par degrés d'abord, pour éviter le désordre qu'occasionnerait le reflux précipité des fluides qui se portent avec abondance à la matrice pendant la gestation ;

aussi se passe-t-il souvent plusieurs jours dans le prélude de l'accouchement, et ce prélude est ordinairement si doux, que la majorité des femmes ne s'en apperçoit pas. Cependant celles qui ont de l'expérience ne s'y trompent pas ; elles sentent qu'elles ont une activité même involontaire, qu'elles ont plus de force que les jours précédens. Quelques-unes ont plus de courage et redoutent moins d'accoucher qu'elles ne le faisaient avant ce moment; d'autres au contraire le craignent davantage.

Page 24, ligne 18, notre amateur dit :

« La multitude des auteurs qui se sont » occupés de la recherche de cette cause, » abusés par des apparences trompeuses, » par des suppositions sans fondement, ou » par des prestiges de leur imagination, » sont tombés dans des erreurs à peu-» près semblables. Ils ont négligé de se » servir du flambeau qui seul pouvait les » éclairer dans les ténèbres qu'ils avaient » à parcourir. »

Les auteurs qui se sont occupés de ces recherches sont arrivés bien près de la vérité, mais ils n'ont pas prononcé.

Haller, dans son traité de la génération; son

son traducteur, dans sa dissertation sur l'origine des eaux de l'amnios; *David*, dans sa dissertation sur l'usage des eaux de l'amnios, disent que la cause qui détermine l'accouchement est un *stimulus* qui provoque la matrice, mais ils ne savent pas où prendre ce *stimulus*. Il me semble cependant, que du point où ils sont restés, il n'y avait plus qu'une conséquence à tirer et un mot à dire; mais ils ne l'ont pas fait et ne l'ont pas dit.

Page 25, ligne 10, notre amateur dit :

« Je ne me flatte pas d'être plus heureux » que tous les auteurs qui m'ont précédé » dans cette recherche; mais croyant que » l'opinion que j'ai à proposer est plus près » de la nature, lui est plus conforme que » toutes celles qui jusqu'ici ont été émises, » je me détermine à la publier, après avoir » discuté celle de l'auteur célèbre qui m'a » servi de guide dans l'article précédent. »

J'en demande pardon à notre amateur, mais l'opinion qu'il propose ne me paraît pas plus près de la nature : elle n'explique pas comment le vide du sac de la génération peut avoir lieu avant les contractions de la matrice, et comment ces contractions qui, selon lui, sont la suite de ce vide, peuvent avoir lieu sans irritation, ce qui devrait nécessairement arriver ainsi, pour que le vide du sac de la génération fût le *stimulus*, le premier agent de l'accouchement.

L'opinion de notre amateur est au contraire d'autant plus éloignée de la vérité, que toutes les observations de la nature même nous prouvent que ce ne peut être que l'irritation de la matrice qui provoque sa contraction, et que cette irritation provient de la distraction ou extension forcée de ses fibres musculeuses dans l'accouchement à terme, et de l'irritation que ces mêmes fibres acquièrent par l'obstacle qu'elles rencontrent à leur accourcissement, lorsque le fluide qui augmentoit leur extension, a cessé de s'introduire dans le sac de la génération; c'est-à-dire, dans les cas où la gestation est arrêtée, et où elle ne peut plus prospérer.

Je demande comment le vide du sac de la génération, qui ne peut s'opérer avant les premières contractions de la matrice, pourrait y donner lieu; et comment ce vide pourrait arriver, puisque notre amateur dit lui-même qu'il faut que l'orifice de la matrice se dilate, et que les membranes se décollent des parois de la matrice, pour permettre la transudation des eaux de l'amnios? Et ailleurs il dit avec ANTOINE PETIT, que c'est le froncement et accourcissement de la matrice, par conséquent ses contractions qui rapprochent son orifice de son fond, décolle le sac membraneux et en rompt les adhérences. Il est clair que, d'après ce raisonnement, il faut d'autant plus de contractions pour en venir à ce point, qu'elles sont courtes et faibles dans le commencement.

Pour que le vide qui survient quelquefois dans le sac de la génération, fût la cause première, la cause déterminante de l'accouchement, il faudrait que ce vide ne manquât jamais d'arriver, et nous avons vu le contraire.

Accordons pour un moment à notre amateur que ce vide arrive toujours. Je le prie de me dire, 1.° pourquoi l'accouchement ne commence pas sitôt après l'écoulement spontané des eaux qui occasionnent un grand vide dans l'amnios, si c'est ce vide qui doit provoquer les contractions; pourquoi la femme reste douze, dix-huit, vingt-quatre et quelquefois trente heures et plus sans une contraction.

2.° Je le prie aussi de me dire pourquoi la gestation n'est pas immuable ; pourquoi la même femme accouche quelquefois avant neuf mois, et quelquefois après, si ce n'est dans le premier cas, que l'évacuation subite des eaux n'est pas plus un stimulant que le vide qui survient lentement dans le sac de la génération ; que dans le second cas, c'est l'impossibilité d'une plus grande extension de la matrice, sans provoquer son irritation, qui détermine l'accouchement, au moment où cette impossibilité arrive, tandis que dans le troisième cas, c'est une plus ou moins grande sensibilité dans les fibres utérines, une plus ou moins grande souplesse qui en approche ou en éloigne le moment.

Si ces vérités eussent été connues de notre amateur, il n'aurait pu s'empêcher de voir que c'est bien réellement l'extension forcée de la fibre qui fait naître l'irritation, et que c'est l'irritation graduée et poussée jusqu'à un certain point, qui détermine la première contraction de la matrice, laquelle est suivie de beaucoup d'autres qui prennent de l'énergie, parce que la cause de l'irritation existant encore, en augmente l'effet ; et il n'auroit pas pris le vide du sac de la génération qui ne peut s'opérer que par l'effet des contractions de la matrice, pour la cause première de ces contractions; tandis que lorsque ce vide a réellement lieu, il n'est qu'une cause secondaire, et qu'il devient collaborateur de l'irritation, en facilitant l'introduction du sac membraneux dans l'orifice de la matrice; car, selon notre amateur même, pour qu'un vide quelconque ait lieu dans le sac de la génération, il faut que ce sac soit décollé des parois de la matrice. Je lui observe que ce décollement ne peut s'opérer naturellement sans contractions utérines; que sans contractions utérines, l'orifice de la matrice ne se dilate pas, car la dilatation ne s'opère que par le rapprochement du fond de la matrice sur son orifice, et que ce rapprochement ne peut avoir lieu sans le froncement ou accourcissement des fibres du corps de la matrice, ce que nous appelons contractions utérines.

Je le prie de croire que rien ne peut décider la contraction utérine, que l'irritation de sa fibre musculeuse qui arrive dans l'état naturel par la distraction ou extension forcée, ou par un *stimulus* quelconque dans l'état non naturel, c'est-à-dire, dans l'accouchement prématuré.

Je le prie aussi de faire attention qu'il faudroit toujours beaucoup plus de temps que la nature n'en emploie ordinairement, pour que le vide, opéré par la transudation des eaux, fût assez considérable dans l'amnios pour donner prise à la fibre, et lui faciliter son accourcissement; tandis que la dilatation de l'orifice, une fois commencée, fournit plus promptement un vide dans la matrice; et que quelquefois cet orifice est si souple et si disposé à la dilatation, et qu'elle se fait si rapidement, que la transudation n'aurait pas le temps de fournir un vide dans l'amnios; car il est des accouchemens où l'on sent l'orifice remonter vers le fond à chaque contraction, quoique, pendant ce temps, rien ne transude sensiblement par les membranes.

Si notre amateur veut que je revienne à son opinion, il faut qu'il me dise quel est le promoteur des contractions qui chassent de la matrice une môle qui est toujours sans enveloppe, conséquemment sans eaux.

Mon opinion, ou pour bien dire celle d'Antoine Petit que je défends, est d'autant plus près de la nature, qu'elle explique tous les phénomènes qui précèdent, accompagnent et suivent l'accouchement; et que, par elle, on rend raison des différens termes auxquels l'accouchement arrive, et encore de l'expulsion des fausses couches et des fausses grossesses; car dans le cas où la matrice contient une môle charnue, qui est ordinairement, comme je viens de le dire, sans sac et sans eaux, quel est le promoteur des contractions qui doivent l'expulser, si ce n'est l'irritation de la matrice qui commence plus tôt que dans une vraie grossesse?

Après bien des réflexions sur ce produit bizarre de la nature, et sur son expulsion, que l'on pourrait regarder comme prématurée, en raison de la possibilité de l'extension de la matrice, j'ai reconnu que cette expulsion tient à l'absence du fluide qui distend la matrice pendant la gestation, que les môles touchent immédiatement la matrice, et que, par leur accroissement, elles en touchent de plus en plus une grande portion, et provoquent par là sa sensibilité, qui ne se trouvant pas émoussée comme dans la gestation, produit plus tôt l'irritation, et qu'une fois l'irritation poussée au point de procurer la contraction, tout marche comme dans l'enfantement, c'est-à-dire par les contractions de la matrice, qui ne trouvant pas d'aussi grands obstacles que dans l'accouchement à terme, ne déploie pas la même énergie, parce que l'irritation ne parvient pas au même degré. C'est dans ce genre d'accouchement que l'on reconnaît bien que le premier contenant fait toute la résistance (1).

---

(1) L'irritation que ce genre de conception occasionne, est quelquefois si considérable, qu'elle met la femme en danger de perdre la vie. Voici ce que j'ai vu en ce genre.

En 1777 j'ai reçu de la même femme les deux môles charnues que l'on voit dans les gravures ci-jointes. Ces môles sont réduites au quart de leur volume naturel.

La plus petite, qui est celle qui se présenta la première à l'orifice de la matrice, avait la forme et le volume d'un de ces glands qui ornent le cordon auquel on suspend un lustre de crystal; une masse arrondie, excessivement rouge, contrastait avec ces hydatides qui avaient la forme et le ton de belles grappes de groseilles blanches, bien mûres, suspendues à cette masse, toutes bien distinctes et séparées les unes des autres.

La plus forte vint un moment après la première;

Page 26, lig. 6, notre amateur dit :

« L'action des corps contenus dans ce
» viscère, d'une part, et la résistance qu'ils
» opposent à cette action, de l'autre, éta-
» blissent une espèce d'équilibre qui se sou-

---

c'était une masse mince, parenchymateuse, qui portait à une de ses extrémités une petite portion de membrane ; on croyait voir sur cette masse le volume d'une livre et demie de grappes de groseilles blanches que l'on aurait rangées les unes à côté des autres : point de vaisseaux sanguins organisés ; les seuls vaisseaux lymphatiques bien apparens, bien distincts, et aussi bien séparés des globules que les grappes dans les groseilles.

L'irritation que la femme qui portait ces deux môles, éprouva dès les premiers momens de cette conception, augmenta avec le temps, et parvint à un degré si considérable, que les vomissemens ne laissaient quelquefois plus une heure d'intervalle entre les paroxysmes, malgré l'usage de tous les calmans. Le ptyalisme qui fournissait une pinte de salive par douze heures, un dégoût général, la fièvre lente, et l'insomnie qui la tint dans une espèce de *coma-vigil*, l'avaient réduite à un point de marasme tel, qu'au moment de sa cinquième époque, quelques jours avant que la nature ne la débarrassât, il fut mis en délibération par trois médecins honnêtes et célèbres, s'il ne serait pas plus raisonnable de lui faire faire fausse-couche, que de la laisser mourir.

» tiendra jusqu'à ce que le développement » des fibres de cet organe soit achevé ; dès » qu'il l'est, cet équilibre est rompu, la » matrice rentre dans ses droits, et les corps » qu'elle contient ne lui opposent plus » qu'une résistance plus ou moins long- » temps soutenue.

» Mais quoiqu'il soit vrai qu'elle se soit » alors réemparée de sa puissance active, » il ne l'est pas moins qu'ayant été engourdie » et comme assoupie pendant l'espace de » neuf mois, elle a besoin d'un moyen qui » la réveille, qui provoque son action. Ce » moyen, quel qu'il soit, doit être con- » sidéré comme la cause déterminante de » l'accouchement. »

Je suis ici parfaitement d'accord avec notre amateur, que le moyen, quel qu'il soit, qui tire la matrice de l'engourdissement où elle a paru être pendant les neuf mois de la gestation, doit être considéré comme la cause déterminante de l'accouchement, et il l'est bien réellement. Il faudrait être de mauvaise foi pour nier ce fait ; mais il ne s'ensuit pas que ce soit ce vide qui peut quelquefois survenir dans le sac de la génération, qui tire la matrice de son engourdissement, puisqu'il n'est pas un stimulant : nous en avons vu la preuve dans l'écoulement spontané des eaux de l'amnios. D'ailleurs, quoi de plus propre à éveiller la fibre utérine, que l'irritation qui s'empare d'elle ?

Je le prie d'observer qu'il a dit dans le paragraphe précédent, « que dès que le » développement des fibres de la matrice est » achevé, l'équilibre dont il vient de parler » est rompu, et que la matrice rentre dans » ses droits. »

Je demande maintenant quels sont les droits de la matrice, si ce n'est de s'accourcir et rappetisser, lorsque la cause qui la distendait a cessé, et lorsqu'elle ne peut plus prolonger son extension ; en un mot, si ce n'est celui de se débarrasser du fardeau de la grossesse, qu'elle ne peut plus supporter sans irritation.

Encore une fois, pour que ce fût le vide de l'amnios qui donnât prise à la première contraction de la matrice, il faudrait que ce vide pût exister avant le décollement des membranes ; il faudrait que le fluide qui depuis neuf mois n'a cessé de couler dans l'amnios, cessât tout-à-coup d'y couler, et que le sac de la génération continuât malgré cela de s'étendre : mais notre amateur est convenu tacitement, à la vérité, que cette cessation ne peut avoir lieu qu'après le décollement des membranes, qui rompt les canaux par lesquels ce fluide arrive dans le sac de la génération. Qui donc aurait procuré à la matrice ses premières contractions, si ce n'est l'irritation occasionnée par son extension forcée ?

Page 26, ligne dernière, notre amateur dit :

« M. Petit a prétendu que l'irritation » dont étaient susceptibles les fibres de la » matrice, lorsque leur développement était » complet, était le moyen dont la nature » s'est servie pour ressusciter leur action. »

Il nous dit, page 106 de son mémoire :

« *La puissance par laquelle la sortie de » l'enfant est procurée, et les phénomènes » qui accompagnent son action, étant » développés, il n'est plus question que de » savoir quelle est la cause qui déter- » mine cette action. On ne saurait douter » que cette cause ne soit l'irritation que la » matrice souffre lorsque la grossesse est » parvenue à son terme : il veut,* pag. 117,

» *que les fibres soient distendues au point*
» *d'en être irritées ;* page 121, *qu'elles*
» *éprouvent un alongement qui ne peut et*
» *ne saurait se faire* (1), *sans produire*
» *l'irritation ; enfin,* page 129, *quand le*
» *développement des fibres de la matrice*
» *tire à sa fin, celui des fibres du col de*
» *la matrice commence, et ne s'interrompt*
» *plus jusqu'au moment de l'accouchement,*
» *qui ne manque jamais d'arriver, dès que*
» *l'alongement forcé ou la distraction a*
» *lieu, et qu'à son tour celle-ci détermine*
» *l'accouchement.* »

Notre amateur observe avec grande raison, page 27, ligne 28 :

« Si M. Petit avait attribué l'effet de l'irri-
» tation aux fibres de la matrice, à l'instant
» où leur développement est achevé, je con-
» çois qu'elles auraient pu en être alors sus-
» ceptibles, parce qu'alors elles étaient véri-
» tablement distendues, parce qu'elles étaient
» dans l'alongement forcé, parce qu'elles
» éprouvaient la distraction d'où doit naître
» l'irritation; mais qu'il ait transporté cet
» effet au moment où la contraction s'an-

(1) Il faut dire continuer.

» nonce, où la douleur se fait sentir, je ne
» le conçois plus, parce qu'elles ne sont
» plus dans l'état qui les en rendait sus-
» ceptibles. »

Si notre amateur eût été persuadé que l'accouchement a un premier temps secret inconnu (1), et que l'accouchement est toujours commencé avant la première douleur, il n'eût pas fait le raisonnement ci-dessus qui est bon dans son hypothèse; mais Antoine Petit n'a jamais pu croire, et par conséquent n'a jamais eu l'intention de faire croire qu'il y a un intervalle entre l'impossibilité de l'extension de la matrice et son irritation; et l'erreur où est tombé notre amateur, vient du laconisme d'Antoine Petit dans cette occasion, où il eût dû dire : au moment où la fibre ne peut plus s'étendre, la violence que lui fait la continuité de l'affluence du fluide dans l'amnios, l'irrite; mais cette irritation sagement prévue et organisée, ne

---

(1) C'est le temps que la nature emploie à la préparation des douleurs, ou pour m'exprimer comme Antoine Petit, c'est le temps du prélude, que j'appelle premier temps, ou temps secret de l'accouchement.

pouvant arriver que gradativement, ne peut se manifester au moment où elle commence, parce qu'elle est trop légère alors; car il en est de cette irritation, comme de celle d'un engorgement qui ne devient douloureux que lorsqu'il est à un certain point; et ce certain point dépend du local où se forme l'engorgement. Si ce local est souple et qu'il y ait beaucoup de tissu cellulaire, l'engorgement fera plus de progrès avant de devenir douloureux, que s'il se forme dans un local où la fibre musculeuse a beaucoup moins de tissu cellulaire.

Dans l'accouchement, la marche de la nature est la même; la fibre utérine ne pouvant plus s'alonger, entre en irritation tout aussitôt, et peu après elle commence à se froncer, à se contracter; mais cette irritation se manifeste plus tard, si cette fibre est bien abreuvée et accompagnée d'une grande quantité de mucus, que si elle en est moins abreuvée et moins enveloppée; et dans le cas précédent, la femme chez qui commence l'irritation qui doit amener l'accouchement, rendra plus long-temps, avant les premières douleurs, ce mucus qui émoussait la sensibilité de la fibre; elle en rendra une plus grande quantité, et commencera à sentir des douleurs plus tard que celle chez qui ce mucus est moins abondant; mais en proportion que la matrice se débarrassera de ce mucus, l'irritation fera du progrès et gagnera la longueur de la fibre qui alors entrera en une plus longue contraction; et c'est cette plus longue contraction, ce plus grand froncement qui occasionnera la première douleur, et ainsi de suite.

Il nous est bien prouvé par le raisonnement de notre amateur, qu'il n'a pris le change sur l'opinion d'Antoine Petit, que parce que celui-ci ne s'est pas assez expliqué dans son paragraphe de la page 106. Notre amateur se fût certainement rangé à l'opinion d'Antoine Petit, s'il eût dit dans le paragraphe ci-dessus cité :

La puissance par laquelle la sortie de l'enfant est opérée, et les phénomènes qui accompagnent son action étant développés, il n'est plus question que de savoir quelle est la cause qui détermine cette action; on ne saurait douter que cette cause ne soit l'irritation que la matrice souffre dès que sa fibre est parvenue à son dernier point d'extension, puisqu'alors l'action de la matrice change

change au point, que l'on croirait qu'elle a changé d'organisation, car elle devient active, de passive qu'elle a été jusqu'à ce moment ; et le même moyen qui a opéré son extension, devient le premier mobile, le premier agent de l'activité qu'elle va prendre pour son rappetissement.

Je crois que ce léger développement eût arrêté notre amateur, et l'eût persuadé comme moi ; car il faudrait prouver que ce fait n'arrive pas ainsi, pour croire qu'il y a un autre promoteur de la contraction utérine.

Page 28, ligne 7, notre amateur dit ;

Il en donne la preuve lui-même, page 11 :

« *A quelque terme que l'accouchement se*
» *fasse, on observe que quelques jours avant,*
» *le ventre des femmes tombe et s'abaisse*
» *manifestement ; et ce qui peut paraître*
» *étonnant, c'est qu'alors elles sont plus*
» *légères et plus agissantes qu'elles n'étoient*
» *auparavant.* »

Notre amateur réplique à cela par une grande vérité :

« Mais c'est le fond de la matrice qui com-
» mence dès-lors à se rapprocher de son
» orifice, qui constitue la chûte et l'abais-

» sement du ventre des femmes (1) ; mais si
» cela est, comme il ne faut pas en douter,
» les fibres de la matrice, bien loin d'être
» distendues, d'être dans l'alongement forcé,
» d'éprouver enfin la distraction qui doit
» procurer l'irritation, sont, au contraire,
» raccourcies en suite de l'abaissement du
» fond de la matrice; et ce qui paraît le
» prouver, c'est qu'outre qu'elles sont plus
» légères et plus agissantes, elles sont encore
» délivrées de beaucoup de mal-aise et de
» tiraillement douloureux qu'elles éprou-
» vaient; d'où il me semble permis de con-
» clure, ou que les fibres de la matrice ne
» sont pas alors susceptibles d'être irritées,
» ou qu'il n'est pas nécessaire qu'elles soient
» dans un alongement forcé, qu'elles souf-
» frent distraction pour que l'irritation s'en
» empare; ou enfin, et je le crois, que ce
» n'est pas l'irritation qui détermine leur
» contraction. »

Notre amateur a grande raison dans une partie de son objection; l'accouchement est

(1) L'accouchement est commencé dès-lors; ce qui prouve encore qu'il faut admettre un premier temps inconnu.

commencé dès que le ventre baisse, la fibre utérine n'est plus dans la distraction ; elle est, au contraire, dans la contraction, ce qui est l'opposé ; l'abaissement du ventre de la femme le prouve ; mais l'accourcissement des fibres utérines n'est pas la suite de l'abaissement du fond de la matrice, comme il le dit ; au contraire, c'est l'abaissement du ventre qui est la suite du raccourcissement de la fibre longitudinale, ou des contractions qui ont déja eu lieu, quoique nulle douleur ne se soit fait sentir.

Il faut bien se persuader qu'il n'y a pas d'interruption entre la cessation de l'extension de la fibre musculeuse et le commencement de son irritation ; et que du moment que la fibre utérine entre en contraction, son tiraillement, son extension forcée, en un mot sa distraction cesse, et que l'irritation qu'elle a produit, reste et augmente gradativement par les raisons que j'ai déja données ; ce qui me fait dire que l'on croirait que la matrice change d'organisation, parce qu'une des qualités dont elle est douée, et qui a été jusqu'à ce moment dans l'inaction, commence à se développer. Mais de ce que cette qualité, l'irritation, ne s'est pas encore montrée, il ne s'ensuit pas qu'elle doive toujours rester dans l'inaction, comme le croit notre amateur ; il ne s'ensuit pas non plus que la contraction de la matrice ne soit pas l'effet de l'irritation que produisait son alongement forcé, un moment plus tôt.

Il faut encore que notre amateur se persuade que cette irritation, qui ne peut commencer que par degré, ne doit pas cesser par le raccourcissement partiel de la fibre, et que pour qu'elle cesse, il faut que le raccourcissement soit près de sa fin ; par conséquent la fibre utérine ne cessera pas d'être irritée et de se contracter, tant que la matrice ne sera pas débarrassée du fardeau de la grossesse et des secondines, pour les raisons que j'ai déja citées, et que ce raccourcissement et rétrécissement de la matrice, est non-seulement une suite de son irritation, mais que la marche de l'accouchement l'entretient et l'augmente, comme je l'ai prouvé dans la première partie de cette dissertation.

La légèreté et l'activité dont les femmes grosses se félicitent quelques jours avant l'accouchement, sont une preuve que l'irritation s'est déja emparée de la matrice, qu'elle a remonté tout le système musculaire de ce viscère, et porté du ton et du ressort dans toute la machine, par quelques légères contractions qui ont produit le refoulement d'une portion des fluides qui se portaient à la matrice.

Ces raisons m'empêchent d'être de l'avis de l'amateur dans sa conclusion, et je me crois obligé de lui observer encore qu'il est nécessaire, dans l'état naturel, que les fibres utérines parviennent à un alongement forcé, qu'elles souffrent distraction pour que l'irritation s'en empare, puisque c'est cette irritation qui les retire de leur état passif; que telle est leur organisation et leur essence, qu'elles peuvent s'étendre jusqu'à tel degré, passé lequel elles s'irriteront; et que si par un événement quelconque, la paralysie, au lieu de l'irritation, s'emparait de la matrice, l'accouchement ne s'effectuerait pas; ce qui prouve que c'est bien l'irritation qui produit les contractions; car tant que cette irritation n'est pas provoquée, la matrice reste dans son inaction.

L'inaction où reste ordinairement la matrice pendant 15, 20, 30, 40, 50, et souvent 60 heures après l'écoulement spontané des eaux, nous prouve, à elle seule, que c'est l'irritation et non le vide qui survient quelquefois dans le sac de la génération, qui produit la contraction, et que la matrice ne sort de l'engourdissement où elle paraît être, qu'après le temps qu'il lui a fallu pour, par son mouvement de ressort, déplacer une partie de l'humeur muqueuse qui est logée dans l'interstice de ces fibres, et qu'après qu'elles sont assez accourcies pour appuyer sur les corps contenus, qui, en opposant résistance, provoquent graduellement l'irritation nécessaire pour procurer la contraction, et pour tirer la matrice de son engourdissement : alors l'accouchement commence presque aussi doucement que si les eaux étoient encore dans l'amnios; mais dans ces cas, il marche ensuite plus rapidement.

Puisqu'il est bien prouvé que ce n'est pas le vide qui survient quelquefois dans le sac de la génération, n'étant pas un stimulant qui peut procurer les contractions utérines, et que ce vide ne peut avoir lieu qu'après que les contractions auront produit un commencement de dilatation à l'orifice de la matrice, et que c'est cette dilatation qui donne lieu à un vide dans la matrice et non dans l'amnios; il faut donc de toute nécessité en conclure que c'est l'irritation de la fibre utérine qui provoque les contractions de la matrice, et que ces contractions opèrent l'accouchement.

Page 30, ligne 1.re et suiv. notre amateur dit :

« Il est néanmoins certain que l'irritation » est la compagne du travail ; le spasme, les » tremblemens, le vomissement, la dureté » du pouls, sa vélocité et la rougeur de la » figure, le démontrent évidemment; mais » cette irritation est l'effet des douleurs, et » elle ne devient bien sensible que par leur » augmentation et leur violence. Dans l'opi- » nion de notre auteur, au contraire, c'est » la douleur qui est l'effet de l'irritation. »

Oui, l'irritation générale, l'irritation de tout le système, est l'effet des douleurs ; mais il n'en est pas moins vrai qu'Antoine Petit, et tous ceux qui pensent comme lui, ont raison de dire que l'irritation de la matrice, qui existe long-temps avant celle dont notre amateur nous parle, est la cause première des contractions de ce viscère, conséquemment des douleurs de l'enfantement ; car tous les symptômes que notre amateur vient de nous détailler, ainsi que la grande augmentation des douleurs, ne commencent à se manifester, dans la complication des douleurs, qu'après la douleur secondaire, et quand la femme commence à s'épreindre, ce qui n'arrive ordinairement qu'après l'écoulement des eaux; et c'est toujours la contraction de la matrice, conséquemment son irritation, qui amène celle dont nous parle notre amateur.

Page 30, ligne 32, notre amateur dit :

« Après des réflexions assez long-temps » et souvent renouvelées, j'apperçois en » partie d'où naît la cause de la contraction » utérine, dans ce qu'il nous dit sur la légè- » reté et l'agilité des femmes, lorsque leur » ventre tombe et s'abaisse; j'y ajoute qu'elles » éprouvent un bien-être qui leur était in- » connu, au moins à beaucoup d'entre elles, » depuis long-temps. Cet état est la suite du » rapprochement du fond de la matrice sur » son orifice, représenté par la chûte et » l'abaissement de leur ventre; mais lorsque » j'y joins que l'orifice a commencé de s'ou- » vrir, ce qui est démontré par les matières » lymphatico-glaireuses qui s'écoulent des » partiessexuelles, j'apperçoiscomplètement

» son origine, et je prétends qu'elle est la » suite de ces deux effets. »

L'état que notre amateur vient de décrire, est la suite et la preuve que l'irritation a commencé de s'emparer de la matrice, car le ventre de la femme grosse resterait le même, ne se redresserait pas et ne redeviendrait pas ovoïde, si une légère irritation n'avait pas porté dans tout le systême plus de ressort, plus de chaleur et plus d'activité que les jours précédens ; et l'abaissement du ventre, un commencement de dilatation que notre amateur admet, ainsi que l'écoulement des matières lymphatico-glaireuses, ne pouvant provenir que de quelques contractions utérines, ne devraient avoir lieu qu'après les premières *mouches*, s'il n'y avoit pas de contractions sans douleur. Comment concevoir que l'abaissement du ventre pût rendre les femmes plus légères et plus agiles, s'il ne leur survenait pas plus de ressort ?

Il est donc bien démontré par tout ce qui vient d'être dit, que le travail d'enfantement a commencé quelque temps avant les douleurs dites *mouches*. Tout nous prouve jusqu'à l'évidence, qu'il faut nécessairement admettre un premier temps secret inconnu, qui dure tantôt plus, tantôt moins, suivant que le tempérament de la femme (1), ou que les circonstances apportent une disposition plus ou moins prochaine, ou plus ou moins éloignée à l'irritation; mais nous ne devons pas douter un moment que les douleurs de l'enfantement ne soient l'effet de l'irritation de la matrice portée à un certain degré, et que cette irritation ne soit née de la distraction forcée de ce viscère.

Pag. 31, lig. 15, notre amateur continue et dit :

« L'orifice a donc commencé de s'ouvrir » peut-être à l'instant où le fond s'en est » rapproché; peut-être même que son ouverture a précédé et déterminé le rapprochement du fond. Quoi qu'il en soit, il est » certain que l'orifice n'a pu s'ouvrir sans » se détacher de la portion de la membrane » qui le tapissoit. Celle-ci, pressée par le » resserrement tonique de la matrice, laisse » échapper par leurs pores une partie des » eaux qu'elles contenaient; leur masse en

(1) J'entends par tempérament, la constitution, l'état des muscles et des fluides dont le corps humain est composé.

» sera diminuée ; elle ne peut l'être sans » occasionner un certain vide dans la ma- » trice. Eh bien ! ce certain vide me paraît » être le promoteur de la contraction uté- » rine ; et ce qui m'engage à le croire, ce » qui tend à le prouver, c'est que la con- » traction naît de cet état de légèreté, » d'agilité et du bien-être pendant lequel il » s'est opéré. »

On ne peut pas douter que c'est le rapprochement du fond de la matrice sur son orifice, qui a déterminé la dilatation de la matrice ; elle ne peut s'opérer autrement. Ce rapprochement ne peut avoir lieu sans les contractions du corps de la matrice, sans le raccourcissement de ses fibres longitudinales; et l'ouverture de la matrice ne peut précéder ses contractions, qui souvent ont lieu plusieurs jours avant l'accouchement, et sans que la femme s'en doute, parce que ces premières contractions ne sont pas douloureuses.

J'observe à notre amateur, 1.° que les membranes pressées par le resserrement tonique de la matrice, s'alongent et s'insinuent dans la dilatation de son orifice, augmentent cette dilatation, et par ce moyen font faire du progrès à l'accouchement, parce qu'elles occasionnent un vide réel dans la matrice, et non dans le sac de la génération ; car j'ai prouvé plus haut que dans la plupart des accouchemens, la transudation du fluide que ce sac contient, ne peut avoir lieu par la nature même des membranes qui le composent ; et je peux ajouter ici que ce fluide est quelquefois si gluant, qu'il est impossible qu'il s'en échappe une goutte à travers ce sac. J'ai prouvé que le grand vide que procure l'évacuation des eaux de l'amnios, ne pouvait pas provoquer les contractions de la matrice, qu'il n'était pas un stimulant ; ainsi *le certain vide* dont nous parle notre amateur, ne peut rien opérer, quand même il a lieu ; il devient colloborateur de la contraction en facilitant l'introduction du sac dans l'orifice de la matrice, comme je l'ai dit.

2.° J'observe encore à notre amateur, et je lui certifie que c'est une grande erreur que de croire que la contraction naît de l'état de légèreté et d'agilité qui survient à la femme grosse, quelques jours avant qu'elle n'accouche (1) ; c'est au contraire cette légèreté

(1) Il y a des femmes qui éprouvent cet état plusieurs

qui est née du commencement de l'irritation de la fibre musculeuse et de ses premières contractions, qui, précisément parce qu'elles sont sans douleurs, portent du ressort à tout le système, en refoulant peu-à-peu une portion des fluides contenus dans les vaisseaux utérins, ce qui donne une espèce de fièvre, ou mouvement plétorique à la femme; et c'est ce mouvement de chaleur qui rend la femme moins souffrante, conséquemment plus active et plus légère. Encore une fois, il faut bien se persuader que l'irritation ne commence pas subitement dans l'état naturel; elle marche lentement et gradativement, elle suit la progression du fluide qui

---

fois avant la fin de la grossesse; beaucoup m'ont dit, si j'étais dans mon neuvième mois, je croirais que j'accoucherai demain, car depuis hier je me sens bien légère. Ayant interrogé ces dames, les unes avaient acquis plus de ressort par une nouvelle satisfaisante, par un événement heureux; d'autres, en prenant du café à l'eau dont elles n'avaient pas l'habitude, ou par quelque liqueur spiritueuse; bref, les unes et les autres avaient acquis momentanément un peu de ressort, et n'accouchèrent pas plus tôt, parce que ce ressort ne provenait pas de l'irritation utérine, et n'était pas capable de provoquer contraction.

lui donne naissance. Pour qu'elle arrivât subitement, il faudrait une cause extraordinaire; alors la femme pourrait être en danger.

Pag. 31, lig. dernière et suivantes, l'amateur dit :

« Si l'on fait attention combien la première » contraction est courte et légère, on n'aura » plus de peine à se persuader qu'un moyen » aussi faible ait pu la déterminer, sur-tout » si on veut bien se rappeler que celles qui » succéderont ne deviendront plus vives » que par l'accroissement de la transudation » et le progrès du décollement des mem- » branes. Je répète donc avec une certaine » confiance, que ce vide est véritablement » la cause déterminante de l'accouchement. »

Je sais parfaitement que le premier mouvement imprimé à la fibre utérine, est si faible et si léger, qu'on ne devrait pas le prendre pour de l'irritation, mais seulement pour du ton et du ressort; mais aussi nous savons que le ressort et le ton qui s'accroissent successivement, parviennent à un degré tel, qu'ils occasionnent et décident l'irritation. C'est précisément ce qui arrive dans l'accouchement; tandis que nous avons vu que, quelque grand que fût le vide qui survient dans le sac de la génération, il laisse la matrice dans l'inaction pendant un temps fort long, lorsque l'irritation ne l'a pas précédé. Nous avons vu ce qui retire la matrice de son engourdissement dans ces cas-là; mais dans l'état naturel, je vois que c'est un fluide qui arrive goutte à goutte, mais dont la force augmente d'intensité par le volume qu'il acquiert avec le temps. Tous les physiciens connaissent la force d'une mince colonne d'eau qui fait un tel effort sur le tonneau le mieux cerclé, qu'elle le fait crever; ici cette masse d'eau distend jusqu'à l'irritation.

Je crois à la briéveté des premières contractions, ainsi qu'à la légèreté des premières douleurs; j'en ai donné les raisons, et je leur ai assigné, je crois, une cause suffisante : j'y ai réfléchi assez long-temps pour me persuader que cette légèreté ne peut pas être occasionnée par le vide qui peut quelquefois survenir au sac de la génération, mais qu'elle est l'effet du ressort que le commencement de l'irritation porte dans tout le systême de la femme, et que les contractions ne deviennent plus sensibles et plus douloureuses que par l'augmentation de cette irritation, qui devient encore plus forte par le progrès de l'accouchement, et que ce progrès n'a lieu que par l'augmentation de la dilatation de l'orifice de la matrice, qui s'opère souvent par le prolongement du sac membraneux dans le vagin, en raison de la dilatation progressive de cet orifice, et de l'irritation de la matrice.

Je demande encore une fois à notre amateur, pourquoi la contraction de la matrice aurait lieu dans un moment où le sac de la conception doit encore être plein, si c'était le vide qui dût opérer cette contraction, tandis qu'elle ne peut avoir lieu lorsqu'il lui est survenu un grand vide par l'écoulement spontané des eaux de l'amnios?

J'en demande pardon à notre amateur, mais je crois que son hypothèse ne persuadera personne, parce qu'il est impossible d'y trouver la cause de la première contraction : *puisque, selon lui,* il faut (pour que le vide s'opère dans le sac de la génération) *décollement des membranes* et *commencement de dilatation ;* il doit convenir maintenant, d'après son raisonnement et celui d'ANTOINE PETIT, que ni l'un ni l'autre de

ces

ces effets ne peut avoir lieu sans contractions. Encore une fois, qui a provoqué ces contractions, si ce n'est l'irritation des fibres musculeuses de la matrice, occasionnée par leur trop grande extension ?

L'irritation des fibres musculeuses de la matrice produit froncement, accourcissement de la fibre longitudinale; cet accourcissement occasionne dilatation à l'orifice de la matrice, et cette dilatation permettant l'introduction du sac membraneux dans cet orifice, produit un vide dans la matrice, qui donne à sa fibre une facilité plus grande de s'accourcir davantage; lequel accourcissement augmente la force expultrice de la matrice, en même temps que la dilatation de son orifice qui, parvenue à un certain degré, laisse sans soutien et sans appui une portion du sac de la génération, ce qui le fait crever, et procure par là l'écoulement des eaux qui y étaient contenues (1); et que

(1) L'amateur me demandera peut-être pourquoi cet écoulement ne produit pas ici un calme semblable à l'écoulement spontané? je crois l'avoir dit; mais j'aime mieux le répéter que d'y manquer : c'est que toutes les fois que les eaux s'écoulent pendant une contraction, la tête ou toute autre partie de l'enfant remplace les

cet écoulement produit un vide encore plus grand dans la matrice, qui donne plus de prise à sa fibre musculeuse, pour compléter son raccourcissement; que plus elle devient courte, plus elle acquiert de force, et que l'augmentation de ses forces et le complément de la dilatation de l'orifice de la matrice, la conduisent enfin au degré d'irritation nécessaire, pour qu'elle se débarrasse de la grossesse.

Cette opinion est d'autant plus près de la nature, qu'elle est une vérité reconnue de tous les praticiens; et nous sommes d'autant plus forcés à l'admettre, qu'on la trouve à tous les genres d'accouchement, tandis que le vide du sac de la génération manque souvent, et qu'il est souvent très-plein et très-tendu dans l'intervalle des douleurs, à quelque degré que soit la dilatation; que les môles qui n'ont jamais de sac avec des eaux, n'en sont pas moins expulsées de la même manière, et que cette opinion est la seule

---

eaux, appuie sur l'orifice, en entretient l'irritation, et que la matrice qui s'est rapprochée, par cette évacuation, sur les corps contenus, s'irrite par l'obstacle qu'ils apportent à la continuation de son accroissement.

qui rende raison de tout ce qui *précède*, *accompagne* et *suit* l'accouchement.

Cette opinion est d'autant plus près de la nature, que par elle seule on conçoit pourquoi le terme de la gestation n'est pas immuable, non-seulement chez les différens individus, mais chez le même; que par elle seule on conçoit aussi pourquoi il est rare que la gestation des jumeaux soit poussée jusqu'à neuf mois; que par elle seule on voit pourquoi la conception des môles est généralement plus orageuse que la conception des fœtus; et que c'est par elle seule qu'on conçoit facilement comment la matrice acquiert la possibilité de se débarrasser des fausses conceptions, plus tôt qu'elle ne le fait des vraies.

Si notre amateur n'eût pas pris l'effet pour la cause, il ne demanderait pas, pag. 32, en finissant ce chapitre :

« A quoi bon ces préparatifs de plusieurs » jours qui précèdent le commencement du » travail (1), s'ils ne doivent pas ressusciter » l'action de la matrice ? »

Je répète à notre amateur que la nature

(1) Il faut dire le commencement des douleurs, car le travail secret insensible a lieu pendant ce temps-là.

ne passe jamais subitement d'un état à un autre, lorsqu'elle n'est pas troublée dans ses opérations, et que si dans l'accouchement elle ne procédait pas lentement, elle occasionnerait de grands désordres, non-seulement par la cessation subite de tous les fluides qui, pendant la grossesse, se portent à la matrice avec plus d'abondance que dans tout autre temps, mais encore par la révulsion, le refoulement d'une portion de ceux que contiennent les vaisseaux utérins au moment où l'accouchement commence. Ce refoulement augmente avec le progrès du travail d'enfantement (1). Voilà encore une

(1) La pléthore des vaisseaux gêne nécessairement le froncement et le raccourcissement de la fibre musculeuse; nous en avons la preuve dans quelques accouchemens où cette pléthore est telle, que les contractions ne peuvent plus avoir lieu; alors le progrès du travail se ralentit et ne marche plus, comme l'accoucheur avait lieu de s'y attendre d'après le début, sur-tout lorsque tout est bien disposé, et que les contractions sont franches: dans ces cas, une saignée fait cesser l'obstacle, les contractions deviennent plus étendues, le progrès reprend sa marche, et l'accouchement, après s'être arrêté quelque temps, finit comme par enchantement. Mais il faut être bien sûr que c'est la pléthore qui fait l'obstacle; car une saignée faite mal-à-propos

fois l'occasion d'admirer la sage prévoyance du Créateur; car c'est à éviter des accidens à celle qui doit accoucher, que sont employés les jours de préparation qui précèdent les douleurs d'enfantement.

Nous ne devons et nous ne pouvons pas douter un moment que c'est la *résurrection* de la matrice qui donne aux femmes la légèreté et l'activité que nous leur voyons quelques jours avant les douleurs d'enfantement; c'est le ton que procure cette résurrection qui produit l'effet que j'appelle le redressement du ventre, qui l'empêche de se porter autant en avant qu'il le faisait avant ce moment; en un mot, qui lui fait reprendre sa forme ovoïde, qu'il perd chez la plupart des femmes qui ont déja eu des enfans.

C'est la résurrection de la matrice poussée jusqu'à l'irritation, qui occasionne le rapprochement du fond de ce viscère sur son orifice, lequel produit l'abaissement du ventre. Enfin, c'est cette résurrection qui augmente le ton de tout le systême, et c'est cette augmentation de ton qui fait cesser les

---

dans ce moment, ralentit l'accouchement, et peut devenir la cause de la perte qui succédera à l'accouchement par l'atonie de la matrice.

douleurs de tiraillement et de pesanteur, que les femmes éprouvent dans les derniers mois de la grossesse.

C'est encore l'augmentation de ton ou de ressort, et la cessation des douleurs de tiraillement et de pesanteur, qui procurent aux femmes un état de bien-être qui n'est que momentané et comparatif, puisqu'il les conduit insensiblement et sans interruption à un autre genre de douleurs plus actives. Voilà ce qui se passe au premier temps de l'accouchement, selon moi.

C'est bien la résurrection qui fait passer la matrice d'un état passif, à un état aussi actif que l'accouchement qui, en irritant par degré la fibre utérine, la force à se froncer, à s'accourcir, et qui force aussi l'orifice de la matrice à se dilater. C'est bien cette résurrection qui donne à la matrice l'action tonique qu'elle exerce sur le sac de la génération ; c'est par là qu'elle le force à se glisser dans la dilatation de son orifice ; et c'est cette opération de la nature, qui, en augmentant la dilatation de l'orifice de la matrice, en augmente aussi l'irritation et la force expulsive, qui détermine enfin la rupture de ce sac. Voilà ce qui se passe au second temps de l'accouchement ; le reste est une suite nécessaire de ce que je viens de dire, et nous est assez connu pour que je me dispense d'en tracer le tableau.

Mais pour ne pas laisser la division du temps de l'accouchement incomplète, je dis que j'admets pour troisième temps de l'accouchement, tout celui que la nature emploie à faire parçourir à la tête de l'enfant, l'excavation du bassin, et à l'amener à vue; et enfin pour quatrième temps, celui qui se passe depuis le moment où cette tête est à vue, jusqu'à l'expulsion complète de l'enfant.

Il est manifestement prouvé que toute cette précieuse opération de la nature est due à la résurrection de l'activité de la matrice, occasionnée par son irritation, qui à elle seule constitue toute l'activité et l'énergie que nous lui connaissons dans l'accouchement.

Une dernière preuve sans réplique, que c'est l'irritation qui fait toute l'énergie que déploie la matrice dans l'accouchement d'un bon genre, est l'état de faiblesse et d'inaction où elle tombe après sa vacuité. *Quia sublatâ causâ, tollitur effectus.*

Si notre amateur veut bien maintenant reconnaître qu'après Antoine Petit, à la vérité, il a donné beaucoup trop d'importance au vide qui peut s'opérer quelquefois dans le sac membraneux de la génération, et trop aussi à l'adhérence chimérique de ce sac avec la matrice ;

Il conviendra, 1.° que c'est la cessation de la contraction qui fait l'intervalle qui existe entre les douleurs de l'enfantement.

2.° Que c'est bien réellement l'irritation de la matrice qui est le premier agent de l'accouchement, à quelque terme qu'il arrive, et qu'il faut absolument qu'il laisse à Antoine Petit l'avantage d'avoir le premier résolu ce problême :

Quelle est la cause qui détermine l'accouchement ?

Je suis, citoyen amateur, vraisemblablement votre concitoyen,

MILLOT,
Rue du Four-Honoré, N.° 455.

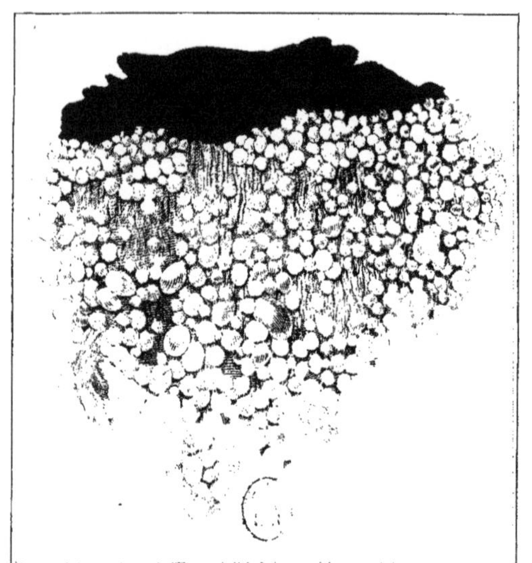

Production Humaine

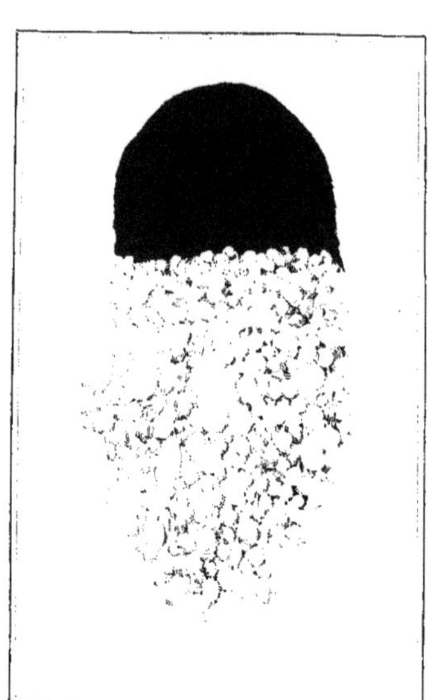

Production Humaine

tirée du Cabinet du C. [illegible]

Rue du Four-Honoré, N.° 455.

www.ingramcontent.com/pod-product-compliance
Ingram Content Group UK Ltd.
Pitfield, Milton Keynes, MK11 3LW, UK
UKHW021059260726
13994UKWH00002B/602

9 782329 437521